Dr. Robert-Michael Kaplan:
Spielend besser sehen

Das 21-Tage-Programm

Aus dem Amerikanischen von Anja Rheinfeld
Fachredaktion und Affirmation von Kim da Silva

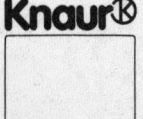

Dieses Buch ist all jenen gewidmet,
die den Mut und das Selbstvertrauen besitzen,
ihre Ideen zu verwirklichen.

Inhalt

Erster Teil
Die Fitneß der Augen

Zweiter Teil
Die Augen stärken

Dritter Teil
Das innere Auge

Vierter Teil
Besser sehen

Nachwort

Anhang

Hinweise zur Benutzung des Buches

SPIELEND BESSER SEHEN, das Buch mit dem 21-Tage-Programm zur Verbesserung der Sehkraft und des Lebens, gliedert sich in vier Teile:

Der erste Teil befaßt sich mit der Leistungsfähigkeit des Auges, speziell auf der physischen Ebene. Wir werden uns zunächst ansehen, welche Komponenten zur Gesamtleistung des Sehvermögens beitragen und wie wir unsere Sehfitneß beurteilen können. Wir werden Umwelteinflüsse und andere Aspekte unserer Gesellschaft betrachten, die bei der Verschlechterung des Sehvermögens eine Rolle spielen. Wir werden weiterhin lernen, wie uns die Augen – unterstützt durch spezielle Fitneß-Gläser – Feedback über Aspekte unserer Lebensweise liefern, die das Sehen beeinflussen können. Am Ende werden Übungen vorgestellt, die darauf hinzielen, die Leistungsfähigkeit der einzelnen Augenstrukturen zu verbessern.

Der zweite Teil befaßt sich mit der Frage, inwieweit Sehschwankungen als normale Folge des täglichen Lebens auftreten. Wir werden erkennen, wie unser Sehstil – ob vorwiegend in Richtung Sein/Wahrnehmen oder Tun/Sehen tendierend – unser Handeln in Alltagssituationen beeinflußt. Wir werden besprechen, welche Verhaltensweisen für den jeweiligen Sehstil charakteristisch sind, und was wir tun kön-

nen, um uns auf veränderte Lebenssituationen einzustellen.

Auch Ernährung und sportliches Training können
Einfluß auf das Sehen haben. Wenn wir beobachten,
welche Nahrungsmittel und Körperübungen dem
Sehvermögen zuträglich oder abträglich sind, können wir lernen, uns gesundheitsbewußt zu verhalten
– für visuelle und allgemeine Fitneß.

Der dritte Teil bringt das innere Auge ins Spiel. Die
Art und Weise, wie wir Ereignisse interpretieren,
kann in der Tat Einfluß auf unser Sehen haben. Am
Beispiel klinischer Fälle werden wir sehen, wie
frühe Ereignisse im Leben eines Menschen sich später auf sein Sehen auswirken. Entdecken Sie, wie
gutes Sehen – auf einem hohen Niveau – vom harmo-
nischen Zusammenwirken des rechten und des linken Auges sowie von der Verarbeitung der visuellen
Reize im ganzen Gehirn abhängt.

Der vierte Teil bietet Ihnen die Gelegenheit, ein 21-
TAGE-PROGRAMM zur Verbesserung Ihres Sehvermögens aufzunehmen. Es wird ein dreiwöchiges
Programm beschrieben, das Sie Schritt für Schritt
befolgen können.

Jeder Teil dieses Buches ist in sich abgeschlossen,
und ich lade Sie ein, sich so umfassend oder gezielt
mit der Materie des Sehens zu befassen, wie es Ihren
Bedürfnissen entspricht.

Teil eins bis drei führt in die Theorie, Forschungsarbeiten und klinischen Befunde ein, die dem 21-
TAGE-PROGRAMM zugrunde liegen. Ich würde Ih-

nen empfehlen, alle drei Teile mindestens einmal durchzulesen, um mit der Terminologie und den behandelten Konzepten vertraut zu werden. Wenden Sie an, was Ihnen an Ideen oder Sehspielen für Ihre spezielle Situation relevant und nützlich erscheint.

Der vierte Teil geht näher darauf ein, wie Sie Ihr Sehfitneß-Programm selbst gestalten können. Es wird ein 21-TAGE-PROGRAMM beschrieben, das ausführlich erklärt, wie die einzelnen Sehspiele zur Steigerung der Sehkraft anzuwenden sind. Das Programm ist so aufgebaut und dargeboten, daß es individuellen Bedürfnissen entsprechend entweder ganz oder teilweise ausgeführt werden kann. Ich könnte mir denken, daß mitunter Ernährungsfragen von besonderem Interesse für Sie sind, während Sie später vielleicht Lust haben, die Augenklappen auszuprobieren. Es steht Ihnen also frei, sich zum Beispiel bestimmte Sehspiele, Aerobic- oder Bewegungsübungen und dergleichen herauszusuchen oder das volle 21-Tage-Programm auszuführen. Wie immer Sie in das Sehtraining einsteigen mögen, Sie werden stetig Fortschritte erzielen. Später können Sie die einzelnen Prozesse jederzeit wiederholen oder neu in Ihr Programm aufnehmen.

Ich erinnere meine Patienten und mich selbst oft daran, daß SPIELEND BESSER SEHEN MIT DEM 21-TAGE-PROGRAMM wie eine Reise ist. Manchmal werden Sie eine Ruhepause benötigen, andere Male mit voller Kraft voranstürmen wollen. Welchen Weg Sie auch gehen mögen, achten Sie stets auf Qualität und einwandfreie Durchführung Ihres Vorhabens!

Einleitung

Eine Sehschärfe von 20/20 kennzeichnet in unserem westlichen Kulturkreis ein Idealmaß der Normalsichtigkeit. 20/20 bedeutet, auf einer Entfernung von 20 Fuß (oder 6 Metern) alle die Testzeichen lesen zu können, die für Normalsichtigkeit erforderlich sind. 20/20 oder 6/6 (im metrischen System) entspricht einer Sehleistung von 100%. Ob der Befund vom Schularzt, Betriebsarzt, Augenarzt oder Hausarzt stammt, wenn wir 20/20 hören, atmen wir erleichtert auf. Mit Brille oder Kontaktlinsen wird die Sehschärfe von 20/20 künstlich erzeugt – und wir sind dankbar dafür.

Doch wie kommt es, daß der natürliche Zustand scharfen Sehens in unserer Gesellschaft eher die Ausnahme als die Regel ist? Warum sind über 80 Millionen Amerikaner kurzsichtig und mindestens sechs von zehn unserer Mitbürger auf Sehhilfen angewiesen?

Und selbst wenn Sie sich einer Sehschärfe von 20/20 erfreuen, ob mit oder ohne korrigierendem Glas, gehören Sie vielleicht zu der wachsenden Zahl von Menschen, deren Augen zunehmend überfordert werden. Symptome wie Brennen, Jucken, Verschwommensehen, geplatzte Gefäße und Schmerzen im Augenbereich sind gewöhnlich mit schlechterem Sehen verbunden. Diese Reaktionen signalisieren, daß die Fähigkeit des Gehirns nachläßt, das mit den Augen Wahrgenommene zu integrieren.

Das vorliegende Buch zeigt neue Wege auf, wie Sie Ihr Sehvermögen in Zusammenarbeit mit Ihrem Optometristen/Augenarzt verbessern können. Dieses Konzept schließt Techniken ein, die auf dem Gebiet der Augenbrechkraft erforscht wurden; weiterhin die Diagnose und Behandlung von Augenkrankheiten, die Möglichkeiten der Kontaktlinsen-Technologie, medikamentöse Behandlung sowie Errungenschaften im Bereich der operativen Behandlung.

Die neue Richtung, die in diesem Buch beschrieben wird, stützt sich auf eine entscheidende Prämisse: Gerade so, wie sich die körperliche Fitneß entwickeln läßt, ist es auch möglich, die Fitneß der Augen zu verbessern – ihr Zusammenwirken, ihren Gesundheitszustand und ihre Steuerung durch das Gehirn. Dieses Buch bietet Ihnen Gelegenheit, Ihre bisherigen Vorstellungen dessen, was Sie für normal halten, zu revidieren und sich der Realität zu öffnen, daß die Leistungsfähigkeit der Augen ähnlich gesteigert werden kann wie die des Körpers.

Vielleicht fragen Sie sich, ob ich Ihnen gleich empfehle, Ihre Brille oder Kontaktlinsen wegzuwerfen. Im Gegenteil. Ich bin vielmehr der Meinung, daß Augengläser als therapeutische Hilfsmittel genutzt werden können, ähnlich wie Hanteln, Laufschuhe oder ein Tennisschläger. Unser Programm sieht vor, daß Sie Ihre Kontaktlinsen oder Brille so tragen, daß Augen und Gehirn wieder lernen, als Team zusammenzuarbeiten.

Im Laufe des Sehtrainings werden Sie eine neue therapeutische Einstellung zu Ihren Korrekturgläsern gewinnen. Auch wenn Sie keine Augengläser tragen, werden Sie merken, daß die Augen bald vielen Aufgaben besser gewachsen sind, etwa beim Lesen, bei feiner Naharbeit, am Computerbildschirm, beim Abschätzen von Entfernungen, bei sportlicher Betätigung und vielem mehr.

Bessere Kenntnisse über die Arbeitsweise der Augen und über Faktoren, die sich vorteilhaft oder nachteilig auf das Sehen auswirken, werden Sie dazu anregen, aktiv an der Pflege der Augen mitzuarbeiten. Bei Ihrem Wagen wissen Sie genau, wann Sie tanken müssen oder wann ein Ölwechsel fällig ist – und genauso werden Sie merken, wann die Augen eine Ruhepause oder ein paar Fitneßübungen brauchen.

Das 21-TAGE-PROGRAMM blickt also in die Zukunft der Augenpflege und läßt Sie aktiv mitwirken, um Augenbeschwerden zu verhüten und die Sehkraft zu erhalten. Das heißt nicht, daß Ihr Optometrist/Augenarzt überflüssig wird. Die Rolle des Optometristen oder Augenarztes wird darin bestehen, Sie in Ihrem Streben nach bestmöglichem Sehvermögen zu unterstützen, Ihnen Hilfestellung zu geben oder Rat zu erteilen.

Wie in China bereits üblich, können Sehprogramme auch in den Schulunterricht einbezogen werden, damit Kinder lernen, ihre Sehkraft mit geeigneten Übungen zu erhalten und zu stärken. Spezielle Anwendungen des Sehtrainings werden auch schon genutzt, um Menschen mit Lern- oder Leseschwierigkeiten zu helfen. Legastheniker, die sich Schwierigkeiten wie der Umkehrung, Umstellung oder Vertauschung von Buchstaben und Wörtern gegenüber sehen, wenden Sehtechniken an, um legasthenische Verhaltensweisen abzubauen.

Sehübungen verbessern die Qualität des Arbeitslebens. Im Rahmen von Firmenprogrammen, die dem Wohlbefinden der Angestellten dienen, kommen zunehmend auch Sehtechniken zur Anwendung.

Die Beschäftigung mit dem Sehen vermittelt neue Einblicke in die Arbeitsweise der Augen und des Sehvorgangs und führt auf diesem Wege auch zu einem besseren Verständnis für andere Standpunkte. So kann die Art und Weise, wie wir unsere Mitmenschen wahrnehmend erfassen, zum Beispiel Einfluß darauf haben, ob wir dem, was sie sagen, Verständnis entgegenbringen und bereit sind, darauf einzugehen.

Vielleicht fragen Sie sich, warum das alles nicht selbstverständlich ist. Warum gab es im Rahmen der Gesundheitsvorsorge bisher keine Maßnahmen zur Erhaltung und Entwicklung der Sehkraft? Warum ist diese Art der Augenpflege nicht allgemein bekannt?

Auf diese Fragen gibt es viele Antworten. Ich will versuchen, Ihnen aus meiner persönlichen Perspektive einen kurzen Überblick zu geben. Als Professor an zwei Ausbildungsstätten für Optometrie in Texas und Oregon hatte ich Gelegenheit, die Ausbildung von promovierten Optometristen zu beobachten. Was sie hauptsächlich lernten, um mit Augenfehlern umzugehen, war die Anwendung von Brillen oder Kontaktlinsen. Der traditionelle Standpunkt ist nach wie vor der, daß Fehler am Augapfel mit „korrigierenden" Gläsern auszugleichen sind. Man könnte nun meinen, daß „korrigierende" Hilfsmittel wie Gläser nach Beendigung der Therapie entfernt werden, aber das Gegenteil ist meist der Fall – es werden immer stärkere Gläser verschrieben! Das führt zu immer größerer Abhängigkeit, die auf ihre Weise so schleichend und tückisch ist wie die Abhängigkeit von Drogen, Zucker oder Alkohol.

Ich war während meiner Ausbildung zum Doktor der Optometrie (O. D.) selbst ein Opfer der traditionellen Denkweise. Ich glaubte tatsächlich, daß sich die Augen meiner Patienten „bessern würden", wenn ich ihnen optimal korrigierende Gläser verschrieb. Erst nachdem ich in Afrika und Amerika mit Tausenden von Patienten gearbeitet hatte, wurde mir eines Tages klar, daß ich in Wirklichkeit zur Verschlechterung ihres Sehvermögens beitrug. Und da ich selbst den größten Teil meines Lebens unter Doppelsichtigkeit gelitten hatte und nicht länger als 20 Minuten ohne Pause lesen konnte, nahm ich mir vor, nach Möglichkeiten zu suchen, mir selbst und anderen zu besserem Sehen zu verhelfen. Für Anhaltspunkte, wo zu beginnen sei, brauchte ich mir nur den Verlauf meiner eigenen Sehstörungen anzusehen. Als Kind hatte ich immer Sehschärfe 20/20 gehabt. Ich weiß noch, daß ich als Junge in Afrika von einem 2000 m hohen Berg aus die 40 km entfernte Küste sehen konnte. Gleichwohl hatte ich ein frustrierendes Problem – ich konnte Wörter lesen, vermochte der gedruckten Seite aber keinen Sinn zu entlocken. Aus unerfindlichen Gründen kamen die Botschaften, die meine Augen dem Gehirn übermittelten, durcheinander. Zu meinem großen Kummer und Leidwesen war ich funktionell ein Nichtleser! Erst Jahre später kam mir der Verdacht, daß meine Leseschwierigkeiten mit dem Sehen zusammenhängen könnten. Dieser Verdacht war zumindest teilweise für meinen Entschluß verantwortlich, Optometrie zu studieren.

Der Verdacht einer vorliegenden Sehstörung wurde in meinem ersten Studienjahr 1968 zur Gewißheit. Ich lernte damals, wie dem Gehirn von beiden Augen Bilder zugeleitet werden, und dabei fiel mir eines Tages auf, daß ich zwei Professoren sah, obwohl in Wirklichkeit nur einer da war. Zu meinem Erstaunen stellte ich fest, daß ich dieses Doppeltsehen über die Hälfte der Zeit hatte. Sieht jeder so? dachte ich. Dem war aber nicht so, wie ich später herausfand.

Als ich 1971 mein Examen als Optometrist ablegte, sah ich noch immer 40% der Zeit doppelt. Und ich konnte mir auch die mögliche Ursache denken: Mein Studium über die Beziehung zwischen Gehirn und Augen hatten mir zu Bewußtsein gebracht, daß das Gehirn die Augen steuert!

So nahm ich mir denn zu Beginn meiner beruflichen Laufbahn vor, ein Programm zu entwickeln, das diesen Aspekt berücksichtigt: es sollte das Gehirn dazu erziehen, den Augen effizientere Botschaften zu schicken, und umgekehrt die Augen trainieren, wieder harmonisch mit dem Gehirn zusammenzuarbeiten. Dieses Programm sollte sowohl Patienten dienen, die trotz einer Sehschärfe von 20/20 Sehstörungen hatten, als auch Patienten, die Korrekturgläser brauchten, um scharf zu sehen.

Auf der Grundlage meiner klinischen Untersuchungen, die 1972 begannen, sagte ich voraus, daß 70% der Menschen der ersten Gruppe, also jene mit einer freien Sehschärfe von 20/20, Schwierigkeiten mit der Koordination ihrer Augen haben. Ich hatte das Gefühl, daß es 1) möglich sein sollte, diesen Patienten durch gutes Training die Erfahrung zu vermitteln, besser als normal zu sehen, und 2) daß bestimmte Unzulänglichkeiten, wie nicht lange lesen zu können, beim Lesen einzuschlafen oder das Gelesene nach einer gewissen Zeit nicht mehr richtig zu erfassen, mit einer Störung des beidäugigen Sehens zusammenhängt. Rückblickend auf 15 Jahre klinische Erfahrung würde ich sagen, daß meine Prognose von 70% noch um zehn Prozentpunkte zu niedrig war!

Patienten, die Korrekturgläser benötigten, stellten mich natürlich vor eine noch größere Herausforderung. Zu meiner Verwunderung und Sorge konnte ich Brillen verschreiben, soviel ich wollte, die Patienten kamen regelmäßig wieder, um stärkere Gläser zu bekommen. Ich fragte mich nach dem Grund. Wenn der Körper die Fähigkeit besitzt, eine Hautwunde zu heilen, warum war es dann nicht möglich, die Augen dahingehend zu trainieren, daß sie ihre natürliche Sehkraft zurückgewinnen? Ich fing an, alles auszuforschen, was aussichtsreich aussah. Mein Doppeltsehen war mir beim Lesen und Studieren noch immer hinderlich.

1973 verließ ich Afrika, um mich an der Universität von Houston klinisch weiterzubilden. Dort erkannte ich, daß Patienten bedeutend besser sehen konnten, wenn ihnen beigebracht wurde, sich zu entspannen. Auch stieß ich auf die Tatsache, daß linke und rechte Augenbewegungen irgendwie mit der hemisphärischen Stimulierung im Gehirn zusammenhingen. Mit anderen Worten, der Blick nach rechts implizierte einen Wahrnehmungsmodus in der linken Gehirnhälfte und der Blick nach links gestattete es,

Bilder und Vorstellungen hervorzurufen. Dies regte mich zu einem Hauptthema meiner späteren Forschung an: Welcher Zusammenhang, fragte ich mich, besteht zwischen beidäugiger Koordination, den beiden Gehirnhälften und der visuellen Fitneß? Auch meine persönlichen Erfahrungen trugen weiter dazu bei, Teile des Sehpuzzles aufzudecken. Mir fiel zum Beispiel auf, daß bestimmte Nahrungsmittel mein peripheres Sehen (das indirekte Randsehen) beeinträchtigten. Wenn ich meinem Verdauungsapparat zuviel »Unverträgliches« zumutete – was in meinem Fall Milchprodukte, Fettgebackenes und zu viele Eier waren –, wurde mein peripheres Sehen in bezug auf Einzelheiten instabil. Ich hatte das Gefühl, als würde die Welt auf mich einstürzen. Da auch meine Doppelsichtigkeit in solchen Zeiten zunahm, sagte ich mir, daß gutes peripheres Sehen mir vielleicht auch dazu verhelfen könnte, das Doppelsehen zu beheben.

Meine intensive Beschäftigung mit dem Sehvorgang führte mich auch zu der Erkenntnis, daß meine Sehschärfe Schwankungen unterlag, besonders auf dem rechten Auge. Gewöhnlich sehe ich besser als 20/20 – meist 20/10. Mir fiel auf, daß die Sehstärke auf dem rechten Auge an manchen Tagen nur 20/20 betrug. Mein Doppeltsehen nahm allmählich ab, und ich merkte, daß ich leichter lesen konnte. Allerdings trug ich noch immer spezielle Prismengläser, um das Doppeltsehen zu beseitigen. Ich war entschlossen, so gut zu sehen, daß ich keine Prismengläser mehr brauchen würde.

Nach Anwendung von Dr. Coopers Aerobic-Konzepten hatte ich meine Sehschwankungen besser im

Griff. Dann beschloß ich, Laktovegetarier zu werden, d. h. ich aß kein Fleisch mehr, hatte aber noch Milchprodukte in meiner Kost. Durch diese Veränderungen wurde ich von den Prismengläsern noch weniger abhängig. Das aerobe Training in Verbindung mit Sehspielen wirkte sich positiv auf mein Doppeltsehen aus, das nun immer seltener auftrat.

Als ich 1975 Pädagogik und Psychologie studierte, stieß ich auf das faszinierende Werk von Wilhelm Reich, Alexander Lowen und Charles Kelly. Wie es schien, hatten sie herausgefunden, daß die Augen das Innere des Menschen widerspiegeln und erkennen lassen, wie er die Welt sieht. Kurzsichtigkeit schien beispielsweise mit Introversion und Angst in Zusammenhang zu stehen; weitsichtige Menschen neigten mehr zu Extraversion und hatten sich oft mit verdrängtem Ärger auseinanderzusetzen, wenn sie sich einer psychotherapeutischen Behandlung unterzogen.

In einer ganz natürlichen Folge lenkte dies meine Aufmerksamkeit auf das noch unkonventionelle Gebiet der Iriskunde oder Augendiagnostik, die aus der Beschaffenheit der Iris Schlüsse auf den Gesundheitszustand des Körpers zieht. Später befaßte ich mich mit der chinesischen Medizin, die mein Interesse an der Auge-Gehirn-Verbindung noch verstärkte. Dieses System postuliert einen Zusammenhang zwischen linkem Auge und rezeptivem Sehen, während das rechte Auge mit expressivem Sehen in Zusammenhang gebracht wird, das in der westlichen Kultur gewöhnlich mit Männlichkeit assoziiert wird. Demnach ist es möglich, daß jedes Auge seinen eigenen Wahrnehmungsmodus hat. Angenommen es ist so, was würde passieren, wenn die beiden Augen nicht harmonisch zusammenarbeiten?

Dieser und viele andere Pfade des Suchens schienen alle auf ein großes Untersuchungsgebiet hinzuführen – die enge Beziehung zwischen dem inneren Auge und dem körperlichen Auge. Ich kam auch zu dem Schluß, daß die Entwicklung des Sehvermögens und die Wiedergewinnung der Sehkraft nur interdisziplinär zu erreichen sei. Deshalb arbeitete ich von 1976–78 mit Fachleuten auf den Gebieten der Psychologie, Pädagogik, Sprachpathologie, Audiologie, Medizin und Sozialarbeit zusammen.

Aus unseren gemeinsamen Untersuchungen wurde deutlich, daß der Zeitpunkt der ersten Brillenverschreibung eng mit einschneidenden Ereignissen im Leben der Patienten zusammenhängt. Ich stellte die Hypothese auf, daß Menschen sich ihre Welt aktiv selber schaffen oder die Welt so sehen, wie sie sie sehen möchten. Das geschieht zuerst auf der Ebene des inneren Auges und setzt sich dann fort bis hin zu meßbaren Verzerrungen im körperlichen Auge. Traditionell wurden Brillen, Kontaktlinsen, Operationen und Medikamente als bevorzugte Behandlungsmaßnahmen empfohlen.

Das Jahr 1978 war ein Meilenstein in meiner Arbeit. Mir wurde klar, daß es in der ganzen Welt Forscher gab, die alternative Therapien zur Verbesserung des Sehvermögens anwandten, wie Sehtraining, Behandlung mit farbigem Licht, Bates-Augentraining, Trampoline, Rot-Grün-Brillen, Prismengläser, Ernährung und Entspannung. Trotzdem wurden frischgebackene Optometristen/Augenärzte und durch sie auch ihre Patienten zu glauben veranlaßt, diese Methoden seien wertlos, weil es an wissenschaftlichen Untersuchungen fehlte, die ihre Wirksamkeit hätten beweisen können.

Es waren besonders die Schriften von John Ott, die mein Denken revolutionierten, denn es schien mir einleuchtend, daß Augen, Gehirn und Geist die Fähigkeit besitzen könnten, unter Ausnutzung des vollen Lichtspektrums die vermeintlich verlorene Sehfitneß wiederzugewinnen. Licht bildet die Grundlage des Sehens, und so schien es nur naheliegend, daß eine so fundamentale Komponente wie Licht das Sehvermögen beeinflussen würde. Aber ich mußte mir das erst noch beweisen, mußte selbst mit Licht und Farbe experimentieren.

Meine Untersuchungen an Kindern mit Leseschwierigkeiten ergaben, daß eingeschränktes peripheres Sehen durch Lichteinfall bestimmter Wellenlängen erweitert werden konnte. Die meisten Kinder konnten dann besser lesen und waren in der Schule wie auch zu Hause umgänglicher.

Ich führte auch eine Untersuchung über die Anwendung farbigen Lichts zur Behandlung von Kopfschmerzen durch. Die guten Ergebnisse überzeugten mich davon, wie heilsam Farbe sein kann, und machten mir bewußt, daß der Sehvorgang auch eine neuropsychologische Dimension enthält.

Ich darf hinzufügen, daß ich wie üblich auch meine ganz persönlichen Experimente durchführte. Mir war aufgefallen, wie sehr ich mich an eine Sonnenbrille gewöhnt hatte, und so versuchte ich nun, diese Abhängigkeit abzubauen. Ich trieb damals regelmäßig Sport, war strenger Vegetarier geworden, und mein Doppeltsehen machte sich weniger als 15% der

Zeit bemerkbar – ich fühlte mich einfach phantastisch.

1981 hatte ich dann das Gefühl, die Realität der Geist-Körper-Seele-Verbindung bestätigt zu haben. Nur ein Aspekt dieses Prozesses fehlte noch – nämlich die Beziehung zwischen psychoemotionalen Erlebnissen und dem Sehen. Ich fing daher an, mit Psychotherapeuten zu arbeiten, in dem Bestreben, die Gründe abzuklopfen, weshalb Patienten Dinge sagen wie: »Ohne Brille bin ich blind, das habe ich schriftlich!« oder »Meine Eltern haben eine Brille getragen, also brauche ich wohl auch eine.«

Im Jahre 1982, nachdem ich das Konzept für das 21-TAGE-PROGRAMM zwölf Jahre entwickelt und an über 1000 Menschen (auch mir selbst) getestet hatte, war ich so weit, meine Methode auch wissenschaftlich zu bestätigen. Die Ergebnisse dieser Untersuchungen sind im Anhang wiedergegeben.

Von 1983 bis 1987 entwickelte ich das 21-TAGE-PROGRAMM weiter. Ich fügte Elemente hinzu, die den komplexen Sehvorgang in seiner Gesamtheit anregen, zum Beispiel durch Übungen auf einem großen Trampolin, durch die Arbeit mit Einzelpersonen sowie mit Gruppen zur gegenseitigen Unterstützung, und durch gemeinsame Eltern- und Kinder-Gruppen.

Heute ist der Weg zum besseren Sehen dieser: Eltern über die Verhütung von Sehfehlern bei Kindern aufzuklären, älteren Menschen mit behindernden Augenerkrankungen Hilfestellung zu geben, Legasthenikern zu besserer Sehleistung zu verhelfen, Brillenträgern beizubringen, ihre Abhängigkeit von der Brille zu reduzieren, aktiven Sportlern zu helfen, visuell leistungsfähiger zu werden, und Computerbenutzer in die Lage zu versetzen, die Überanstrengung ihrer Augen möglichst gering zu halten. Es ist für mich höchst befriedigend zu wissen, daß einige meiner Patienten heute ohne Brille Düsenflugzeuge fliegen und andere, die als Auto- oder Busfahrer früher eine Brille brauchten, heute ohne Brille verkehrstauglich sind. Es gibt auch frühere Legastheniker, die jetzt lesen können, und ältere Patienten, die durch Anwendung der Selbsthilfe-Methoden teure Augenoperationen vermeiden konnten.

Dieses Buch ist mein Dankeschön an Tausende von Patienten, an Freunde, Kollegen und Lehrer, die mir geholfen haben, meine eigene visuelle Fitneß wiederzugewinnen und das 21-TAGE-PROGRAMM zu entwickeln. Es war eine erfüllende Arbeit für mich, und ich empfinde sie als Teil einer Lebensaufgabe, die gerade erst begonnen hat.

Besseres Sehen ist heute ein realistisches, erreichbares Ziel. Ich lade Sie ein, dieses Buch als Quelle zur Gestaltung eines Sehtrainings zu benutzen, das speziell auf Ihre Ziele zugeschnitten ist. Ziehen Sie nach Möglichkeit einen Optometristen hinzu, der dieses Denken in seiner Praxis umsetzt (siehe: Informationsquellen im Anhang). Besser noch: Arbeiten Sie mit einem Optometristen/Augenarzt, dem Sie etwas beibringen können, denn er wird die neuen Erkenntnisse dann an andere weitergeben. Und was am wichtigsten ist: Führen Sie Ihr ganz persönliches Sehexperiment durch. Sie werden sehen!

Erster Teil

Die Fitneß
der Augen

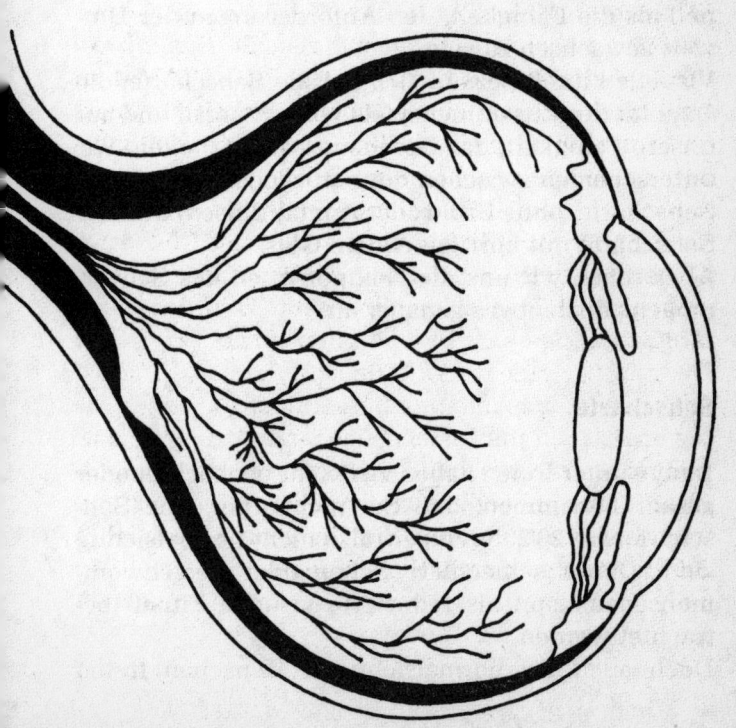

1. Was ist visuelle Fitneß?

Gemessen an ihrer Größe sind die Augen besser mit Blut und Nerven versorgt als die meisten anderen Organsysteme des Körpers. Es überrascht daher nicht, daß zwischen Gehirn und Fitneß der Augen eine außergewöhnliche enge Beziehung besteht.

In ihrem Buch FITNESS FÜR FAULE definieren die Autoren Morehouse und Gross den Begriff Fitneß als die Fähigkeit, den Anforderungen der Umwelt gewachsen zu sein.

Visuelle Fitneß bezieht sich auf die Sehschärfe, die Qualität des Zusammenspiels beider Augen und auf unsere Fähigkeit, das Gesehene zu verarbeiten. Wir unterscheiden zwischen der natürlichen oder freien Sehschärfe (ohne Brille oder Kontaktlinsen) und der Sehschärfe mit korrigierendem Glas.

Aber sehen wir uns die Komponenten des Sehvermögens doch etwas genauer an!

Sehschärfe

Einige unter Ihnen haben vielleicht beobachtet oder gesagt bekommen, daß Sie nicht über eine Sehschärfe von 20/20 verfügen, also nicht normalsichtig sind. Dieses schlechtere Sehen oder Verschwommensehen kann als reduzierte visuelle Fitneß betrachtet werden.

Doch auch bei normalsichtigen Menschen treten

mitunter Beschwerden oder Störungen auf, wie Überanstrengung der Augen, Brennen oder Jucken, Doppeltsehen, Ermüdung, verminderte geistige Aufnahmefähigkeit oder schnell nachlassende Aufmerksamkeit. Diese Symptome oder Reaktionen weisen ebenfalls darauf hin, daß es an visueller Fitneß oder Ausdauer mangelt. (Manchmal führt Krankheit zu einer Verminderung der natürlichen Sehkraft. Dieser Krankheitsaspekt wird in einem späteren Kapitel behandelt.)

Die Fitneß der Augen ist auch herabgesetzt, wenn Sie bei normalem Leseabstand nicht mehr scharf sehen können. In diesem Fall verliert das Akkommodations/Linsensystem der Augen seine normale Leistungsfähigkeit. Die meisten Augenärzte betrachten diesen Akkommodationsverlust als Folge des natürlichen Alterns, aber das muß nicht so sein. Ich habe Patienten gesehen, denen es mit Hilfe geeigneter Übungen gelungen ist, die Fähigkeit zur Naheinstellung länger zu erhalten und den totalen Akkommodationsverlust zu vermeiden.

Mary war mit 55 Jahren weitsichtig (konnte in der Ferne gut sehen, jedoch weniger scharf in der Nähe) und hatte gerade Bifokalgläser (mit Nah- und Fernteil) verschrieben bekommen. Nach einem Monat Sehtraining der hier beschriebenen Art kam sie mit einer normalen Lesebrille einer Stärke aus, wie sie sie Anfang Vierzig getragen hatte. Es war ihr gelungen, 15 Jahre Sehfitneß zurückzugewinnen. Ihre Augen waren wieder jugendlich fit geworden und sie sah nicht mehr wie mit 55, sondern wie mit etwa 42.

Auch bei Kurzsichtigkeit und/oder Stabsichtigkeit (Astigmatismus) ist ein Sehtraining vorteilhaft. Kurzsichtigkeit bedeutet, daß nahe Dinge schärfer gesehen werden als solche in der Ferne. Bei Astigmatismus weist gewöhnlich die Hornhaut in den verschiedenen Meridianen eine ungleiche Krümmung auf. Dies erschwert die Scharfeinstellung und das Sehen kann durch Unschärfe, Überanstrengung der Augen und sogar Kopfschmerzen beeinträchtigt sein.

Linda war 25 Jahre lang kurzsichtig und stabsichtig gewesen. Ein Vermerk in ihrem Führerschein verpflichtete sie dazu, beim Autofahren stets Korrekturgläser zu tragen. Mit 36 fing sie an, etwas für ihr Sehvermögen zu tun. Nach sechs Monaten Training nach den Konzepten und Techniken des 21-TAGE-PROGRAMMS bestand sie den Sehtest für Autofahrer. Das heißt, nach 19 Jahren Fahrpraxis konnte sich Linda zum erstenmal legal ohne Korrekturgläser ans Steuer setzen und sich ganz auf ihre natürliche Sehkraft verlassen. Sie konnte mit 36 Jahren wieder sehen wie mit 17, und zwar ohne Brille oder Kontaktlinsen.

Das Zusammenspiel der Augen als Partner

Brillen- oder Kontaktlinsenträger bekommen in 95% der Fälle optimal korrigierende Gläser für Sehschärfe 20/20 verschrieben. Meine eigenen Untersuchungen über Streß und Beidäugigkeit haben indes ergeben, daß voll korrigierende Linsen bei kurzsichtigen und stabsichtigen Menschen in 75% der Fälle Distreß – schwer zu bewältigenden Streß – auslösen, je nachdem, wie die Augen der Patienten zusammenarbeiten.

Noch faszinierender ist, daß der Arzt mit 85%iger Wahrscheinlichkeit die Glasbestimmung für jedes Auge einzeln vornimmt. Es wird hier vorausgesetzt, daß die für das einzeln getestete Auge verschriebenen Gläser in einer Welt dienlich sind, die beidäugig betrachtet wird. Aus meinen klinischen Untersuchungen geht hervor, daß die Gläser für das einzeln getestete Auge oft zu stark sind. Ich vermute, daß dies im Laufe der Zeit zur Verschlechterung des Sehvermögens beiträgt.

Jahrelange Erfahrung mit Tests bei gleichzeitig geöffneten Augen haben mich gelehrt, daß bei Brillenglasverschreibungen subtile Variationen notwendig sind, gewöhnlich zu geringerer Stärke hin. Das etwas schwächere Glas steigert die visuelle Fitneß. Die Zusammenarbeit der Augen wird besser, so daß Ermüdung und andere Erscheinungen überanstrengter Augen auf ein Mindestmaß reduziert werden. Fragen Sie Ihren Augenarzt doch einfach, ob er bereit wäre, Ihre Augen zu testen, während beide geöffnet sind.

Und wie steht es mit dem Zusammenspiel der Augen bei Menschen, die keine korrigierenden Gläser brauchen? Viele Menschen, die über eine Sehschärfe von 20/20 verfügen, haben Schwierigkeiten mit Aufgaben, die Naharbeit erfordern. Betrachten Sie Ihre Augen als biologisch ungeeignet für Naharbeiten, wie wir sie heute vielfach auszuführen haben. Die

Augen sind für dreidimensionales Sehen mit schnellen Bewegungen und Einstellung auf verschiedene Entfernungen geschaffen. Doch Computerbildschirme, Bücher, Zeitungen, Notizblöcke und andere Dinge mit feinen Details werden zweidimensional in immer der gleichen Entfernung betrachtet. Deshalb kann längeres Lesen, Betrachten eines Computerbildschirms oder -terminals, Nähen und andere Naharbeit mit feinen Details die Augen anstrengen oder überanstrengen. Da diese Überforderung nichts mit der Sehschärfe zu tun hat, sehe ich die Schwierigkeit in 70% der Fälle in mangelhafter Zusammenarbeit der Augen als Team. Zum Glück können Sehspiele dazu beitragen, das beidäugige Sehen zu verbessern.

Die Seheindrücke verarbeiten

Das ist die dritte Komponente, die für unsere visuelle Fitneß von Bedeutung ist. Viele Menschen sind fähig, einen schnellen Ball zurückzuschlagen, Wörter oder Sätze zu lesen und Daten auf einem Computerbildschirm zu überwachen. Doch wenn es gilt, komplexere Informationen zu verarbeiten, scheint das Gesehene keinen rechten Sinn mehr zu ergeben. So könnten Sie zum Beispiel normalsichtig sein, aber wenn Sie eine Weile gelesen haben, schweifen Ihre Gedanken ab, Sie werden müde, träumen mit offenen Augen oder fangen an, sich zu langweilen. Andere Menschen können Daten in einen Computer eingeben, finden es aber ermüdend, längere Zeit logischen Gedankengängen zu folgen, immer wieder

Daten aus Datenreihen aufzusuchen oder längere Zeit schnell bewegte Objekte zu verfolgen.

Interessanterweise sind Menschen, die in die letzte Kategorie fallen, meist etwas weitsichtig. Es ist, als wären ihre Augen für den Blick in die Ferne gebaut. Kurzsichtige Menschen, die eine Brille oder Kontaktlinsen tragen, sind hingegen oft eifrige Leser, ausgezeichnete Schüler oder Studenten und haben Augen, die für das Lesen gut angepaßt sind. Betrachten Sie es so: Wenn Sie weitsichtig sind, sind Ihre Augen vermutlich für Fernsicht leistungsfähiger, und bei Kurzsichtigkeit sind sie für Nahsicht tauglicher.

Alle drei Komponenten des Sehvermögens, die oben beschrieben sind, lassen im Laufe der Zeit nach. Es ist, als gingen den Augen die Energiereserven aus. Trotzdem läßt sich die visuelle Leistungsfähigkeit ähnlich verbessern wie die körperliche. Man kann die Augenmuskeln trainieren, die Nervenverbindung vom Gehirn zu den Augen stimulieren und die Durchblutung der Augen verbessern. Die Sehspiele in diesem Buch geben Ihnen Gelegenheit dazu.

Wie ist Ihre visuelle Fitneß?

Aus Krankengeschichten und klinischen Untersuchungen wissen wir, daß bestimmte Verhaltensweisen damit zusammenhängen, wie gut oder wie schlecht wir sehen. Der folgende Fragebogen* hilft

---

* Einige Fragen wurden modifiziert übernommen aus *Eye Power*, Alfred A. Knopf, Inc. Copyright © 1979, Ann und Townsend Hoopes.

Ihnen herauszufinden, welche Verhaltensweisen etwas mit Ihrem Sehvermögen zu tun haben.
Geben Sie mit einer Zahl zwischen 0 und 10 an, wie störend Sie das jeweilige Verhalten empfinden (0 bedeutet kein Problem, 10 bedeutet ja – eine unerträgliche Situation).

1. Haben Sie Schwierigkeiten, Naharbeiten zu Ende zu führen (z.B. Lesen, Briefe schreiben oder Lernen)?

Nein   *Ja/unerträglich*

0   1   2   3   4   5   6   7   8   9   10

2. Haben Sie Probleme, von einer Tätigkeit zu einer anderen zu wechseln (z.B. an einem bestimmten Projekt zu arbeiten und sich dann dem Kochen zuzuwenden)?

Nein   *Ja/unerträglich*

0   1   2   3   4   5   6   7   8   9   10

3. Fällt es Ihnen schwer, Tennis, Basketball oder ein anderes schnelles Ballspiel zu spielen oder sich Spiele dieser Art anzusehen?

Nein   *Ja/unerträglich*

0   1   2   3   4   5   6   7   8   9   10

4. Lesen Sie langsam (200 Wörter pro Minute oder weniger) oder haben Sie bemerkt, daß Ihre Lesegeschwindigkeit nachgelassen hat?

Nein   *Ja/unerträglich*

0   1   2   3   4   5   6   7   8   9   10

5. Fällt es Ihnen schwer, Straßenkarten oder Stadtkarten zu lesen oder sich geometrische Gebilde vorzustellen?

Nein   *Ja/unerträglich*

0   1   2   3   4   5   6   7   8   9   10

6. Fällt es Ihnen schwer, sich bildlich vorzustellen, was Sie lesen, oder sich „Als-ob-Situationen" auszumalen (sich z. B. an einem Regentag vorzustellen, daß die Sonne scheint)?

Nein   *Ja/unerträglich*

0   1   2   3   4   5   6   7   8   9   10

7. Haben Sie Schwierigkeiten mit Buchstabenspielen, mit Ihrem Orientierungssinn oder haben Sie Mühe, Beschreibungen zu folgen oder beim Lesen nicht abzuschweifen?

Nein   *Ja/unerträglich*

0   1   2   3   4   5   6   7   8   9   10

8. Für viele Menschen ist Lesen ein Vergnügen –
   fällt es Ihnen schwer, das nachzuvollziehen?

   Nein   *Ja/unerträglich*

   0   1   2   3   4   5   6   7   8   9   10

9. Macht Ihnen Ihr Magen zu schaffen, wenn Sie auf
   dem Rücksitz eines Autos lesen?

   Nein   *Ja/unerträglich*

   0   1   2   3   4   5   6   7   8   9   10

10. Haben Sie Schwierigkeiten, sich auf gleichzeitig
    ablaufende Geschehnisse zu konzentrieren?
    (z. B. einem Vortrag zuzuhören und gleichzeitig
    Notizen zu machen)

    Nein   *Ja/unerträglich*

    0   1   2   3   4   5   6   7   8   9   10

11. Ist es ein Problem für Sie, sich visuell und gei-
    stig darauf zu konzentrieren, effektiv zu lesen
    oder zu schreiben (z. B. den Ausführungen des
    Autors zu folgen oder eine Kurzgeschichte zu
    schreiben)?

    Nein   *Ja/unerträglich*

    0   1   2   3   4   5   6   7   8   9   10

12. Sind Sie von Ihren Lese- und Schreibleistungen enttäuscht (siehe # 11 oben)?

Nein   *Ja/unerträglich*

0   1   2   3   4   5   6   7   8   9   10

13. Fällt es Ihnen schwer, sich eine Beobachtung genau ins Gedächtnis zurückzurufen oder sie in gezeichneter, schriftlicher oder anderer Form wiederzugeben (sich z. B. eine Szene anzusehen und dann aufzuschreiben, was Sie gesehen haben, ohne erneut hinsehen zu müssen)?

Nein   *Ja/unerträglich*

0   1   2   3   4   5   6   7   8   9   10

14. Fällt es Ihnen auch schwer, die obigen Fähigkeiten einzusetzen, um ohne Papier und Bleistift praktische oder theoretische Probleme zu lösen?

Nein   *Ja/unerträglich*

0   1   2   3   4   5   6   7   8   9   10

15. Ist Ihre visuelle Aufmerksamkeit schlechter, wenn Bewegung im Spiel ist, oder haben Sie beim Gehen das Gefühl, der Horizont bewege sich auf und ab?

Nein   *Ja/unerträglich*

0   1   2   3   4   5   6   7   8   9   10

16. Haben Sie Mühe, die Lage von Gegenständen richtig einzuschätzen (z. B. die Entfernung abzuschätzen, wenn Sie mit der Hand nach etwas greifen)?

Nein   *Ja/unerträglich*

0   1   2   3   4   5   6   7   8   9   10

17. Passiert es Ihnen häufig, daß Sie die Lage eines Gegenstands falsch einschätzen (siehe #16 oben)?

Nein   *Ja/unerträglich*

0   1   2   3   4   5   6   7   8   9   10

18. Sind Ihnen Menschenmengen im Theater, in Kaufhäusern oder Einkaufszentren unangenehm?

Nein   *Ja/unerträglich*

0   1   2   3   4   5   6   7   8   9   10

19. Haben Sie Mühe, ein Objekt mit den Augen zu verfolgen, das sich seitwärts oder vertikal bewegt?

Nein   *Ja/unerträglich*

0   1   2   3   4   5   6   7   8   9   10

Fragen, die Sie mit 5 oder höher eingestuft haben, hängen sicher mit dem Sehen zusammen. Verbessern Sie ihre Sehfitneß und Sie werden in den betreffenden Situationen weniger Schwierigkeiten haben. So, nun dürften Sie besser vorbereitet sein, Ihr Sehtraining intelligent durchzuführen. Ausgerüstet mit Fragen und neuen Erkenntnissen über Ihr Sehvermögen, können Sie sagen, was Sie sich unter gutem Sehen vorstellen und wie Sie es erreichen möchten. Suchen Sie sich einen therapeutisch orientierten Optometristen oder Augenarzt, der bereit ist, mit Ihnen zu arbeiten.

2. Verlieren wir unsere visuelle Fitneß?

Wie im letzten Kapitel ausgeführt, umfaßt visuelle Fitneß die Sehschärfe, das Zusammenspiel der Augen als Partner und die Fähigkeit, das Gesehene zu verarbeiten. Ich erwähnte auch schon, daß Krankheit das Sehvermögen beeinträchtigen kann.

Bei schätzungsweise 10% der Bevölkerung oder weniger sind Verschwommensehen, gestörtes Binokularsehen (Beidäugigkeit) und Augenkrankheiten angeboren. Doch von den verbleibenden 90% sind beunruhigende 60% bereits im frühen Erwachsenenalter von Kurzsichtigkeit, Weitsichtigkeit, Astigmatismus, Einwärts- oder Auswärtsschielen und okularen Krankheitszuständen betroffen. Diese provozierende Statistik macht deutlich, wie wir als Volk unsere natürliche Sehfähigkeit allmählich verlieren.

Das heißt, wir büßen durch unsere Art der Interaktion mit der Umwelt in der Zeit zwischen Geburt und Erwachsenenalter einen Teil unserer Sehkraft ein. Aus klinischen Interviews mit Tausenden von Patienten habe ich Umwelteinflüsse und andere Faktoren ermittelt, die bei der Entstehung und Entwicklung von Augenfehlern und Sehstörungen eine Rolle spielen; hier eine Auswahl (ohne besondere Reihenfolge):

– Schlechte Eßgewohnheiten (übermäßige Zufuhr an einfachen Kohlenhydraten und denaturierten Nahrungsmitteln)
– Schulbesuch

- Schlechte Lesegewohnheiten
- Schadstoffe in der Luft, im Wasser und in der Nahrung (Chemikalien, Konservierungsstoffe etc.)
- Übermäßige Zuckerzufuhr
- Zuwenig Sonne
- Schlechte Arbeitsplatzgestaltung (schließt Schreibtische, Leuchtstofflampen und Stühle ein)
- Leistungsorientierter Schulunterricht.
- Mangel an körperlichem Training
- Zerfall des traditionellen Familienverbands
- Ehescheidung
- Häufiges Umziehen (Wohnort/Wohnungswechsel)
- Zuviel Fernsehen
- Schlecht überwachte Computerbenutzung

Ich verlebte die ersten 25 Jahre meines Lebens in Afrika und hatte dort Gelegenheit, afrikanische Ureinwohner in ihrem natürlichen Lebensraum zu beobachten. Ihre Augen sind ständig in Bewegung, blicken umher, wechseln von nahe auf ferne Objekte, bewegen sich von links nach rechts, nach oben, nach unten und diagonal, tasten die Umgebung ab und dehnen dabei die Muskeln. Auch unsere Augen sind dafür geschaffen, sich zu bewegen, ihre Bewegungsmöglichkeiten auszunutzen und sich auf weite Entfernungen einzustellen, genau wie die des Dschungelbewohners. Biologisch sind unsere Augen noch immer zum Jagen und Beerensammeln, für Ackerbau und Viehzucht gebaut.
Doch die westliche Kultur hat sich technologisch so schnell entwickelt, daß andere Anforderungen an unseren Sehapparat gestellt werden: er muß sich darauf einstellen, daß wir am Schreibtisch sitzen, auf

einen Bildschirm sehen, maschineschreiben, Computerausdrucke überprüfen, Bücher lesen und Arbeiten ausführen, die feine Auge-Hand-Koordination erfordern; hinzu kommt eine Fülle akademischer und anderer Aufgaben, die wir den Augen im Berufsleben abverlangen. Auch erwarten wir von den Augen, daß sie sich an künstliche Leuchtstofflampen gewöhnen, an gefilterte Luft, die aus Klimaanlagen und Heizkörpern geblasen wird, und an den ständigen Beschuß mit Partikeln aus Kunstfaserteppichen, Schreibtischen, Stühlen, Papier, Druckfarben und Anstrichfarben. Das ist ein himmelweiter Unterschied zu den grünen Wäldern, den üppigen Grasteppichen und klaren Bergkuppen, an denen das Auge unseres Pendants in Afrika sich erfreuen kann.

Vergessen wir auch nicht die anderen Schwierigkeiten, die wir im Alltag zu bewältigen haben, wie Arbeitssoll, Termine, Umgang mit Mitarbeitern oder Planung der Finanzen. All diese Stressoren können das Leistungsvermögen der Augen im Laufe der Zeit beeinträchtigen. Vielleicht ist Ihnen schon aufgefallen, daß Sie an weniger hektischen Tagen, wenn Sie entspannter sind, auch besser sehen.

All diese Veränderungen haben sich nicht über Nacht ergeben. Es war eine schleichende Entwicklung bis zu einem Punkt, an dem nun über 70 Millionen Menschen in den Vereinigten Staaten wegen Kurzsichtigkeit auf Brillen oder Kontaktlinsen angewiesen sind. Überlegen Sie einmal, welche Umstellung Gehirn und Augen zu bewältigen haben, wenn wir – anstatt den Blick in die Ferne schweifen zu lassen wie die afrikanischen Ureinwohner – uns immer mehr auf Schul- und Büroarbeiten konzentrieren müssen. Kurzsichtigkeit ist perfekte Anpassung. Wir bewahren uns gutes Sehvermögen für Nähe, aber weniger gutes für mittlere und weite Entfernungen.

Ich erwähnte im letzten Kapitel, welch großer Streß durch optimal korrigierende Brillengläser oder Kontaktlinsen ausgelöst werden kann. Da viele von Ihnen den Rat bekommen, die Korrekturgläser ständig zu tragen, gestatten Sie mir eine Frage: Nimmt der Streß zu, wenn Sie Dinge in größerer Nähe betrachten? Die Brille für die Ferne kann für die Nähe zu stark sein. Gläser, die für die Ferne bestimmt sind, lösen in 70% der Zeit Streß aus, wenn nahe Dinge betrachtet werden. Es ist weniger eine Frage des Verschwommensehens, sondern mehr ein Unbehaglichkeitsgefühl, das sich beim Lesen, bei Computerarbeit oder anderen Naharbeiten einstellt und dazu führt, daß man sich müde oder gar schläfrig fühlt. Die gleichen Reaktionen sind auch bei normalsichtigen Menschen zu beobachten, die keine Brille tragen.

Wie ist das zu erklären? Es könnte Feedback sein, durch das die Augen herabgesetzte Sehfitneß signalisieren. Bleibt das Signal unbeachtet, sind die Augen nach einer Weile nicht mehr fähig, als Partner zusammenzuarbeiten, und das Gehirn sieht in seiner Verzweiflung möglicherweise keinen anderen Ausweg, als eines der Bilder zu unterdrücken.

Wenn Sie Feedback dieser Art erhalten, werden Sie typischerweise das Gefühl haben, irgend etwas sei »nicht in Ordnung«. Sie erklären es damit, daß Sie müde sind. Andere sagen sich, die Augen lassen nach, oder denken, sie brauchen eine stärkere Brille. Das 21-TAGE-PROGRAMM bietet Ihnen eine Alternative. Sie können das Symptom nun wie ein rotes Warnlicht im Wagen betrachten und Maßnahmen ergreifen, um die Augen wieder fit zu machen.

Und was tun wir, wenn Feedback verminderte Sehfitneß signalisiert? Eines der ersten Anzeichen für Distreß bzw. Streß im Körper ist angehaltener Atem oder flache Atmung. Die Augen sind von Herz und Lunge weit entfernt, so daß flache Atmung dazu führen kann, daß die Augen nicht ausreichend mit Nährstoffen versorgt werden. Möglicherweise sehen Sie verschwommen oder Ihr Gesichtsfeld wird grau. Sehr wahrscheinlich starren Sie auch, vielleicht sogar mit etwas vorgestrecktem Kopf. Am besten können Sie das beobachten, wenn Sie an einem Werktag abends um fünf bei Rot an einer Ampel stehen. Sehen Sie sich die Autofahrer neben sich einmal genau an. Starren sie ziellos vor sich hin, mit angehaltenem Atem und ohne zu blinzeln?

Werden Sie sich also als erstes Ihrer Atmung bewußt. Ist sie flach? Wenn ja, atmen Sie anders! Hören Sie Ihren Atemgeräuschen zu, fühlen Sie, wie sich Brust und Bauch mit jedem Atemzug bewegen. Blinzeln Sie. Überprüfen Sie Ihre Körperhaltung. Es ist eine Kontrolle, wie wenn Sie an eine Tankstelle fahren, um Wasserstand, Reifendruck und Ölstand zu prüfen und den Wagen aufzutanken.

Das klingt alles sehr einleuchtend, nicht? Und warum wußten Sie nichts davon? Das Wissen, wie sich das Sehvermögen verbessern läßt, ist seit vielen Jahren vorhanden. Aufklärung und Erziehung zu gutem Sehen ist heute notwendig und wichtig geworden, weil immer mehr Menschen das High-tech-Büro und andere hochtechnische Arbeitsplätze bevölkern, immer mehr Menschen studieren oder sich weiterbilden und Hobbys frönen, die exakte und präzise visuelle Entscheidungen erfordern. Früher dachten Sie vielleicht, Ihre Augen bleiben fit. Heute ist Ihr Sehapparat den Anforderungen der Umwelt nicht mehr gewachsen.

Sie können ignorieren, daß Sie schlechter sehen, und sich ganz auf künstliche Sehhilfen verlassen. Oder Sie können anfangen, etwas für die Fitneß Ihrer Augen zu tun, genau wie Sie sich körperlich fit halten und gesund ernähren. Beachten Sie erste Anzeichen schlechteren Sehens, dann haben Sie den ersten Schritt zur Erhaltung Ihrer Sehkraft getan.

3. Die Augen
als Biofeedback-Mechanismus

Die Augen sind der Blickpunkt bei den meisten Formen der Kommunikation. Oder können Sie sich vorstellen, daß Sie die Füße betrachten, wenn Sie mit jemandem sprechen? Die Augen sind in der Tat das »Fenster zu Ihrer Seele«. Sie offenbaren eine Fülle nonverbaler Kommunikation.

Und wenn Sie in den Körper hineinhorchen, vermitteln Ihnen die Augen, sofern Sie sich ihrer bewußt sind, Feedback über die verschiedensten Variablen in Ihrem Leben. Vielleicht wissen Sie noch vom letzten Kapitel, daß viele Faktoren unserer Innenwelt (Gedanken und Gefühle) und der Außenwelt (Umwelt) das Sehen beinträchtigen können. Oder anders betrachtet: was wir essen, wie wir trainieren, wie wir mit unseren Mitmenschen umgehen, glückliche Beziehungen oder Liebeskummer, all das kann Feedback über das Sehen liefern.

Ich habe den allmählichen Sehverlust klinisch beobachtet. Es ist nicht so, daß wir eines Tages plötzlich kurzsichtig, weitsichtig oder stabsichtig sind. Ein scharfsinniger Augenarzt mit dem nötigen Interesse kann die verschiedenen Stadien der Sehverschlechterung verfolgen. Und wenn sich das Sehvermögen wieder bessert, sind die Veränderungen im Auge ebenfalls physikalisch meßbar.

Verweilen wir noch etwas bei der Frage, wie die Augen als Bio-Feedback-Mechanismus wirken können. Zunächst aber eine kleine Wiederholung, um in

Erinnerung zu rufen, was Sehschärfe 20/20 bedeutet. 20/20 ist ein Maß dafür, wie gut Sie sehen. Wenn Sie einen Buchstaben von einer vorgegebenen Größe aus 20 Fuß (= 6 Meter) Entfernung erkennen können, stuft der Arzt Ihre Sehschärfe als 20/20 ein. Können Sie aus 20 Fuß Entfernung hingegen nur noch den Buchstaben erkennen, den Sie eigentlich aus 40 Fuß (= 12 Meter) Entfernung erkennen sollten, beträgt Ihre Sehschärfe 20/40, und so weiter.

Der nachstehenden Tabelle können Sie entnehmen, welcher prozentualen Sehleistung die verschiedenen Standardsehwerte entsprechen.

Sehschärfentabelle

Sehstärke/Sehschärfe	Sehleistung in Prozent
20/20	100,0%
20/25	95,6
20/30	91,4
20/40	83,6
20/50	76,5
20/60	69,9
20/70	63,8
20/80	58,5
20/100	48,9
20/120	40,9
20/160	28,6
20/200	20,0
20/300	8,2
20/400	3,3
20/500	1,1
20/600	0,06
20/800	0,01

Wie sie es gelernt haben, bestimmen die meisten Augenärzte die Refraktion (Maß für die Brillenstärke), wie sie für 100% visuelles Unterscheidungsvermögen aus 20 Fuß (oder 6 m) Entfernung nötig ist. Dieser Standard wurde vor vielen Jahren festgesetzt. Erreichten Sie eine Sehschärfe von 20/20 nicht, wurden Sie als sehuntüchtig eingestuft.

Von einer idealen Lösung ist diese Standardbehandlung indes weit entfernt: Schon vor Jahren fragten mich viele meiner Patienten, ob sie nicht etwas tun könnten, um ihre Sehkraft zu stärken. Sie machten sich Sorgen, weil ich ihnen bei jedem Besuch mitteilen mußte, daß ihre neue Brille wieder einmal stärker war als die alte. Vielleicht kennen Sie das aus eigener Erfahrung oder haben Bekannte, denen es ähnlich ergangen ist.

Als Antwort darauf fing ich an, Patienten versuchsweise schwächere Gläser zu verschreiben. Nach einigen Versuchsreihen schien mir die optimale Sehschärfe bei 83,6% zu liegen. Bei weniger als 83,6% war die Welt zu verschwommen und die Frustration der Patienten zu groß, als daß sie ihre natürlichen Sehfähigkeiten noch hätten entfalten können. Bei mehr als 83,6% war nicht genügend Unschärfe da. Ich verordnete daher Gläser für 20/40. Waren die Patienten kurzsichtig und/oder stabsichtig, reduzierte ich die Stärke für beide Fehlsichtigkeiten im gleichen Maße. Bei Weitsichtigkeit benutzte ich die in diesem Buch abgebildeten Sehprobentafeln für Nähe und Ferne (siehe Kapitel 12) und nahm ähnliche Stärkenreduktionen vor.

An diesem Dauerexperiment nahmen Hunderte von Patienten teil, und die meisten waren von ihren neuen Fitneß-Brillen begeistert. Sie schienen entspannter zu sehen, und das wirkte sich insgesamt beruhigend aus. Sie sahen nicht alles glasklar. Wenn sie in die Ferne blickten, sahen sie die näher gelegenen Objekte schärfer. Das heißt, sie hatten auf 10 Fuß (ca. 3 m) Entfernung wieder 100% Sehschärfe. In einigen Staaten der USA kann man mit Sehschärfe 20/40 auf 20 Fuß Entfernung legal Auto fahren.

Vielleicht fragen Sie sich, was eine Brille soll, mit der Sie weniger gut sehen als mit stärkeren Gläsern. Nun, neben den schon erwähnten Vorteilen in bezug auf das Verhalten bietet eine solche Brille die Möglichkeit, das Gehirn und die Augen zu trainieren, harmonischer zusammenzuarbeiten.

Sehen wir uns das etwas genauer an. Nehmen wir an, Sie haben eine Fitneß-Brille verschrieben bekommen, die Ihnen auf 20 Fuß Entfernung eine Sehschärfe von 20/40 bringt. In Prozent ausgedrückt wäre das also eine Sehleistung von 83,6%. Damit haben Sie Spielraum – wenn Sie nun ein paar Sehspiele in Ihr Tagesprogramm einstreuen, können Sie Gehirn, Augen und Muskeln dazu erziehen, die fehlenden 16,4% auszugleichen. Nach einer gewissen Zeit sehen Sie dann durch dieselbe Fitneß-Brille mit Sehschärfe 20/20!

Diese Brille – eine Brille ist Kontaktlinsen vorzuziehen, weil sie leicht abzunehmen ist – kann als Fitneß-Brille bezeichnet werden, weil Sie damit beobachten können, wie sich Ihr Sehvermögen im Laufe des Tages verändert. Wie wir in späteren Kapiteln noch sehen werden, wird das Sehen von ganz verschiedenen Faktoren beeinflußt. Patienten haben zum Beispiel beobachtet, daß das Essen eine Rolle spielt, die Körperhaltung, aerobes Training, Streß am Arbeitsplatz, angespanntes Lesen, langes Arbeiten am Computerbildschirm Wetterumschwünge und Stimmungsschwankungen. (In Kapitel 6–9 können Sie genauer nachlesen, wie sich einige dieser Faktoren auf das Sehen auswirken.)

Der Vorteil dieser Veränderungen liegt darin, daß Sie auf Feedback reagieren können. Wenn Sie zum Beispiel merken, daß Sie mit zunehmendem Arbeitsstreß schlechter sehen, können Sie etwas tun, um den Streß abzubauen. Denken Sie auch daran, daß tiefes Atmen die Sauerstoff- und Nährstoffversorgung der Augen verbessert und damit ihre Funktionstüchtigkeit steigert. Eine beachtliche Verbesserung können Sie auch erzielen, wenn Sie erst auf Ihre Nasenspitze blicken (so daß die Augen in Schielstellung gehen) und den Blick dann in die Ferne richten. Mit Sehspielen und, soweit angezeigt, Veränderungen in der Lebensführung, können Sie nach und nach erreichen, daß sich Ihre mit Fitneß-Linsen erreichte Sehschärfe bei 100% stabilisiert. Dann können Sie sich vom Arzt eine noch schwächere Brille verschreiben lassen und den ganzen Prozeß von vorne beginnen.

Mit zunehmend schwächeren Gläsern verbessert sich auch Ihre natürliche Sehkraft. Insgesamt gesehen, tragen Sie dann also schwächere Gläser, sehen auch ohne Gläser besser und können selbst bestimmen, wie Sie die Brille benutzen, anstatt ständig auf sie angewiesen zu sein.

Meine klinischen Experimente über die Auswirkungen von Augengläsern brachten höchst Interessantes zum Vorschein. Patienten mit Gläsern für 100%

Sehschärfe (20/20) konnten visuellen Streß weniger gut bewältigen als Patienten mit Gläsern für 83,6% Sehschärfe. Das heißt, die natürliche Tiefenempfindung war herabgesetzt, und die optimal korrigierenden Gläser führten nach längerem Tragen zu Überanstrengung und Ermüdung.

Das Gehirn scheint also die schwächeren Gläser für nur 83,6% Sehschärfe zu „bevorzugen". Gehirn und Augen können dann trainiert werden, genau wie die anderen Muskeln des Körpers, die auf Training so gut ansprechen. Stellen Sie sich vor, Sie wollten einen verletzten Arm trainieren, der in einem sehr festen Schienenverband liegt. Lockern Sie den Verband und Sie haben mehr Bewegungsfreiheit. Die Fitneß-Brille ist wie der gelockerte Schienenverband. Die Fitneß-Gläser vermitteln Ihnen ein weicheres Bild.

Für normalsichtige Menschen kann visuelle Fitneß etwas anders definiert werden, denn mit Sehschärfe 20/20 verfügen sie bereits über 100% Sehleistung und können Einzelheiten auf 20 Fuß (= 6 m) Entfernung gut erkennen. Sollten Sie in diese Kategorie fallen, können Sie die früher behandelten Feedback-Prinzipien ebenfalls anwenden. Überlegen Sie einmal, wie Sie sich nach längerem Lesen fühlen. Läßt Ihre Aufnahmefähigkeit nach? Schweifen Ihre Gedanken ab oder werden Sie schläfrig? Sie mögen Sehschärfe 20/20 haben und Details gut sehen, aber Ihre Fähigkeit, Gesehenes im Gedächtnis zu behalten und sich an viele Einzelheiten zu erinnern, kann schlechter sein als bei Menschen, die vielleicht nur eine Sehschärfe von 20/50 haben. Das ist ein klinisches Phänomen, das funktionell orientierten Optometristen im Laufe der Jahre aufgefallen ist.

Was hier verbessert werden kann, ist die Funktion der Augenmuskeln und die Inputgenauigkeit von beiden Augen zum Gehirn. Bei vielen Menschen, die über eine normale Sehschärfe verfügen, ist die Koordination zwischen den beiden Augen gestört. Typische Anzeichen sind Ermüdung nach viel Naharbeit, Überanstrengung der Augen oder zeitweiliges Verschwommensein bei Bildschirmarbeit, die Augen brennen nach längerem Lesen oder werden trocken, wenn man sich auf andere Naharbeiten konzentriert. Manche Menschen benutzen spezielle Arbeitsbrillen, die ihnen das Nahsehen erleichtern. Diese Gläser bringen nicht unbedingt mehr Schärfe, machen das Sehen aber sehr viel angenehmer. Ich würde Ihnen dringend raten, diese Gläser in Verbindung mit Sehfitneßübungen zu verwenden, damit Sie sich nicht zu sehr daran gewöhnen. Hier ein guter Test: Kontrollieren Sie, ob Ihnen nahe Objekte verschwommener erscheinen, wenn Sie die Brille abnehmen. Wenn ja, könnte es sein, daß sich Ihre natürliche Sehfähigkeit sogar verschlechtert hat.

Alle oben beschriebenen Brillengläser sollten also dem Zweck dienen, zwischenzeitlich für mehr Schärfe zu sorgen, während Sie spezielle Techniken anwenden, um Ihre Sehfitneß zu entwickeln. So angewandt, können wir Brillen und Kontaktlinsen als therapeutische Hilfsmittel zur Verbesserung des Sehvermögens betrachten.

Damit Sie auf 83,6% Sehschärfe kommen (20/40), kann Ihr Arzt Ihr Rezept nach unten korrigieren. In der Regel wird die Reduktion ungefähr 25% betragen. Die Stärke darf aber nicht willkürlich reduziert werden. Der Arzt sollte die Augen untersuchen und eine Refraktionsbestimmung durchführen, nach Möglichkeit bei beidseitig geöffneten Augen. Die Kurzsichtigkeit oder Weitsichtigkeit wird im gleichen Maße reduziert wie ein möglicherweise vorliegender Astigmatismus.

Einige Beispielfälle sollen verdeutlichen, wie unterkorrigierte Gläser bei gleichzeitiger Anwendung des Biofeedback-Prinzips Ihnen helfen können, Ihr Sehvermögen zu verbessern.

Steven, 24 Jahre alt, bekommt eine unterkorrigierte Fitneß-Brille. Am nächsten Tag geht er mit seinem Freund George zum Racquetballspielen. Beim Betreten des Platzes sieht Steven sich mit seiner neuen 20/40-Brille etwas um; dabei fällt ihm auf, daß er auf der Wanduhr gerade eben erkennen kann, wie spät es ist. Als die beiden nach 40 Minuten Spielzeit den Platz verlassen, wirft Steven wieder einen Blick zur Uhr hinauf. Jetzt sind die Ziffern vollkommen scharf (100% Sehschärfe) – er kann besser sehen! Steven erhält also Feedback, daß aerobes Training wie Racquetball das Sehen verbessert.

Das muß natürlich gefeiert werden, und so machen sich die beiden auf, um sich ein paar Bierchen zu genehmigen, dazu eine herzhafte Portion Nachos* und hinterher noch eine leckere Süßspeise. Als Steven sich im Lokal umblickt, merkt er, daß sein Sehvermögen nachläßt. Er schätzt, daß seine Sehschärfe auf 73% abgefallen ist. Wieder erhält Steven Feedback – er weiß nun, daß bestimmte Speisen seiner Sehkraft abträglich sind.

* Mexikanisches Gericht

Steven hat dann die Wahl, die betreffenden Speisen zu meiden oder nach ihrem Verzehr noch intensiver zu trainieren.

Ein anderes Beispiel:

Anne, 30 Jahre alt, ist Computer-Programmiererin. Sie verbringt vier bis acht Stunden am Tag vor dem Computerterminal. Als Experiment brachte sie an der Wand hinter ihrem Bildschirm eine Sehprobentafel an. Die Tafel war etwa 10 Fuß (= 3 m) von ihr entfernt, so daß sie, da sie die 20er Zeile noch lesen konnte, eine Sehschärfe von 20/40 hatte. Ann prüfte nun jeden Morgen ihre freie Sehschärfe und achtete auf Veränderungen. Sie stellte fest, daß sich nach ca. drei Stunden ununterbrochener Arbeit am Terminal eine Verschlechterung einstellte.

Nachdem sie mich konsultiert hatte, fing sie an, ein paar Sehspiele anzuwenden, wie das Spiel mit der Sehprobentafel, die Augenmuskeln nach oben und nach unten zu dehnen und auf richtiges Atmen zu achten (die Sehspiele sind in Kapitel 12 beschrieben). Das Atmen war für Anne eine der wichtigsten Übungen, denn sobald die Arbeit am Computer komplex wurde, hielt sie buchstäblich die Luft an. Sie erzählte mir auch, sie habe nach ein paar Stunden Arbeit den Bildschirm angestarrt ohne zu blinzeln. Mit Hilfe der Sehspiele konnte Anne ihre Sehfitneß so weit verbessern, daß sie kaum noch Beschwerden hatte. Und wenn Feedback Störungen signalisierte, wandte sie die diversen Spiele an, um die Augen wieder fit zu machen. Mit der

visuellen Fitneß ist es wie mit der körperlichen
Fitneß – wenn wir einmal den Nutzen der Sehspiele wirklich erfahren haben, bauen wir sie
automatisch in den Alltag ein.

Auch von normalsichtigen Patienten weiß ich, daß
ihre Sehschärfe beim Lesen, Nähen, Häkeln, Programmieren, Malen und anderen Naharbeiten
Schwankungen unterliegt. Das zeigt, daß unser visuelles Feedback-Modell auch bei sehr gutem Sehvermögen funktioniert.

Mit der Fitneß-Brille können Sie Feedback über alle
möglichen Aspekte Ihrer Lebensführung und Umwelt erhalten, die sich positiv oder negativ auf das
Sehen auswirken. Bei Normalsichtigkeit sind die Signale oft deutlich schwächer; es ist dann eher so, als
wollten wir eine Veränderung der Körpertemperatur
bei 37,20° feststellen, wenn sie normalerweise 36,90°
beträgt. Unser Temperatursinn ist noch nicht so aus-
gebildet, daß wir kleine Unterschiede dieser Grö-
ßenordnung feststellen können. Allerdings bringen
Psychologen und Ärzte ihren Patienten heute bereits bei, über Biofeedback kleine Blutdruckan-
stiege oder -abfälle festzustellen. Warum also nicht
Sehschwankungen an alltäglichen Dingen ablesen?
Machen Sie eine Pause, sobald Sie merken, daß Sie
undeutlich oder verzerrt sehen oder sich beim Sehen
anstrengen; atmen Sie tief ein und aus, richten Sie
Ihre Aufmerksamkeit und Ihren Blick auf Dinge in
einer anderen Entfernung, dehnen Sie die Körper-
muskulatur, gähnen und blinzeln Sie. Das sind einfache Grundtechniken zur Erhaltung der Sehfitneß.
Natürlich können auch Emotionen das Sehen beein-

flussen, wir wir in späteren Kapiteln noch sehen werden. Mir ist aufgefallen, daß Erwachsene – junge wie alte – weniger lachen als früher. Was meinen Sie, was mit Ihrer Sehkraft passiert, wenn Sie trübsinnig und verzagt herumlaufen? Lächeln, Lachen und Fröhlichkeit – das ist es, was Sie zum besseren Sehen brauchen.

Tragen Sie Ihre Fitneß-Gläser, blicken Sie entspannt in die Welt und lächeln Sie – das entspannt Körper und Seele.

Zweiter Teil

Die Augen stärken

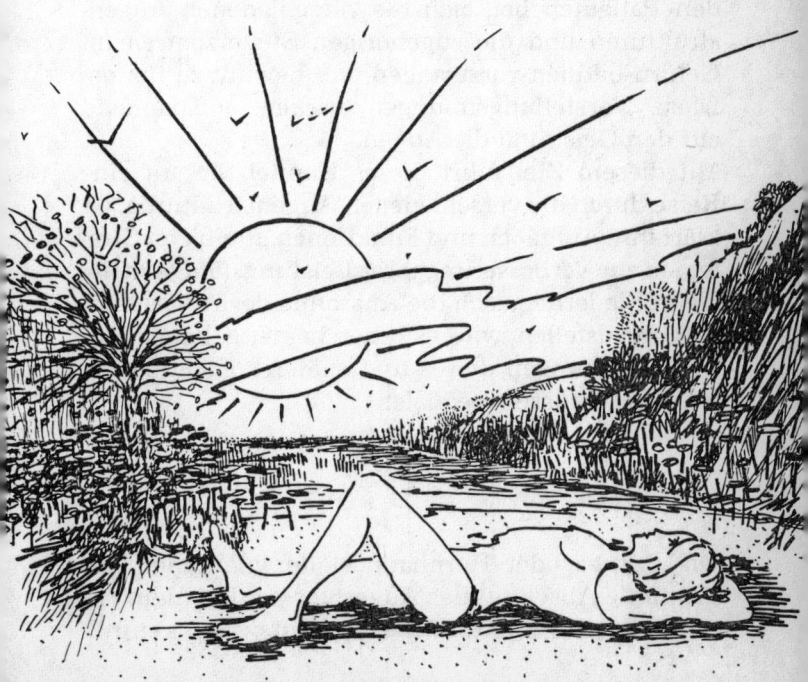

4. Übungen für die Augenmuskeln

Unser Sehtraining verlangt gewisse Kenntnisse über den Aufbau des Auges und die Funktion seiner einzelnen Strukturen. Krebspatienten haben gelernt, sich vorzustellen, wie imaginäre freundliche Zellen mit Mündern die Krebszellen auffressen. Diesen Patienten ist es gelungen, das kanzeröse Gewebe unter Kontrolle zu bringen und in manchen Fällen sogar zu eliminieren. Ähnlich bringen therapeutische Optometristen und Lehrer/innen für natürliches Sehen den Patienten bei, sich die verschiedenen Augenstrukturen und die zugehörigen Steuerzentren im Gehirn bildlich vorzustellen und bewußt zu fühlen. Diese Vorstellungsübungen wirken entspannend auf den Geist und die Augen.

Mit diesem Ziel führt dieses Kapitel Sie auf eine Reise durch die verschiedenen Augenstrukturen, erklärt ihre Aufgaben und Funktionen und bietet Strategien zur Verbesserung ihrer Leistungsfähigkeit an. Wenn Sie lernen, sich die Anatomie des Auges bildlich vorzustellen, wird es Ihnen besser gelingen, mit den Sehübungen dieses und späterer Kapitel optimale Ergebnisse zu erzielen.

Die Cornea

Die Cornea oder Hornhaut ist der glänzende, gekrümmte Abschnitt des Auges vor der Iris (dem farbigen Teil des Auges). Das Hornhautsystem kontrolliert 80% der Brechkraft des Auges. Ernährt wird diese Struktur von den Tränen, die auch das Gleiten der Lider ermöglichen. Beim Blinzeln wird mit jedem Lidschlag Tränenflüssigkeit über die Hornhaut verteilt. Wie oft wir blinzeln, hängt davon ab, womit wir uns beschäftigen. Bildschirmarbeit, Lesen, Fernsehen, feine Detailarbeit und Autofahren können zum Starren führen. Beim Starren hört das Blinzeln gewöhnlich auf. Ich konnte anhand von Videoaufnahmen zeigen, daß die optimale Blinzelfrequenz von einem Lidschlag alle drei Sekunden auch durch Kontaktlinsen herabgesetzt werden kann. Als Grund vermute ich, daß die Augenlider die Kontaktlinsen als Fremdkörper behandeln. Das Gehirn signalisiert

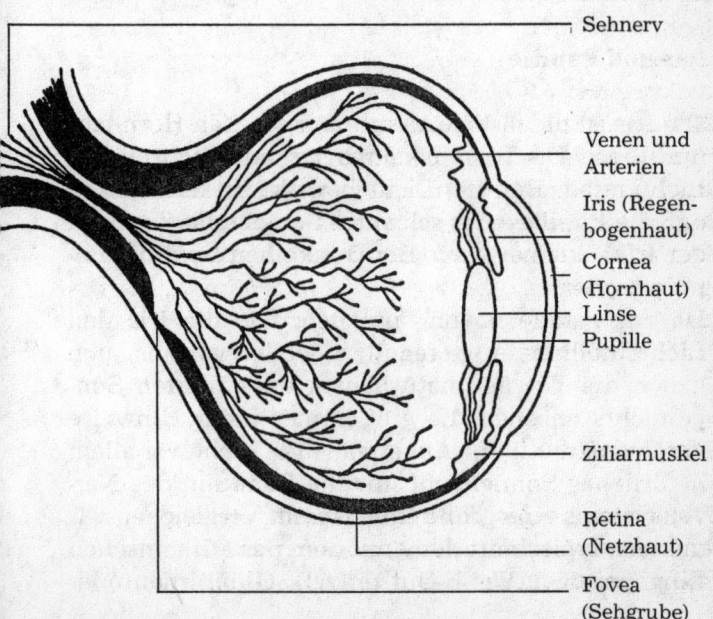

Sehnerv

Venen und Arterien

Iris (Regenbogenhaut)

Cornea (Hornhaut)

Linse

Pupille

Ziliarmuskel

Retina (Netzhaut)

Fovea (Sehgrube)

den Lidern, weniger zu blinzeln. Bei ungenügendem Blinzeln können die Augen brennen, jucken, ermüden, tränen, trockenwerden oder sich anfühlen, als hätte man Sand in den Augen. Diese Symptome sind Feedback : eine Ermahnung zum Blinzeln. Das Blinzeln alle drei Sekunden ist eine unserer ersten Übungen zur Steigerung der visuellen Fitneß.

Wie ich zu meinen Patienten immer sage – sehen Sie immer wieder während des Tages nach ob Sie starren, und blinzeln Sie dann alle drei Sekunden. Fühlen Sie, wie die Tränen (ich nenne sie Säfte) über die prachtvolle Cornea fließen. Danken Sie den einzelnen Augenstrukturen für die wunderbare Arbeit, die sie verrichten.

Iris und Pupille

Die Iris ist die farbige Membran zwischen Hornhaut und Linse. Der Irismuskel reagiert auf wechselnden Lichteinfall. Bei viel Licht bewirkt dieser Muskel, daß die Pupille – das schwarze Sehloch im Zentrum der Iris – kleiner wird. Bei Dunkelheit wird die Pupille größer.

Da wir gerade davon sprechen, wie die Iris den Lichteinfall ins Auge reguliert, wollen wir uns auch gleich die Vorzüge natürlichen, ungefilterten Sonnenlichts ansehen. Es gibt immer mehr Hinweise dafür, daß das in die Augen fallende Licht, vor allem natürliches Sonnenlicht, für die Funktion des Nervensystems eine große Rolle spielt. Vergleichen wir unseren typischen Alltag mit dem des afrikanischen Eingeborenen. Wir benutzen z.B. Glühbirnen oder

Leuchtstofflampen als Lichtquellen; wir betrachten die Welt auch durch Fensterscheiben, Windschutzscheiben, Brillen und Kontaktlinsen, die einen Teil der nahen Ultraviolettstrahlung des Sonnenlichts absorbieren. Das ist für den Körper so ähnlich, als würden wir Multivitamin-Präparate nehmen, aber den B-Komplex weglassen. Das Nervensystem muß den Mangel an naher UV-Strahlung kompensieren.

Diese Kompensation stört das natürliche Gleichgewicht des Körpers und letztlich auch der Organstrukturen, einschließlich der Augen. Ganz anders die Situation des Afrikaners, der sich viel im Freien aufhält; seine Augen können das Sonnenlicht so aufnehmen, wie der Körper es braucht, mit allen Spektralbereichen und in ausreichender Fülle.

John Ott schreibt in seinem Buch *Light, Radiation and You,* nur das volle Lichtspektrum gewährleiste eine maximale Verengung der Pupille. Mit Augengläsern, die die nahe UV-Strahlung absorbieren, wird laut Ott eine größere Pupillenweite gemessen. Mein Kollege Dr. Raymond Gottlieb und ich haben schon vor Jahren die Hypothese aufgestellt, daß bestimmte Menschen mit chronisch erweiterten Pupillen glaukomgefährdet sind. In der Tat wird bei erhöhtem Augendruck (Glaukom) routinemäßig ein Medikament zur Verengung der Pupille verschrieben. Je größer die Pupille ist, desto größer ist die Wahrscheinlichkeit, daß es durch Blockierung der Abflußwege zu erhöhtem Augeninnendruck kommt. Warum nicht in Betracht ziehen, die Sonne zu genießen, um auf natürliche Weise zu erreichen, was sonst Medikamente besorgen? Einige meiner Patienten mit Engwinkelglaukom konnten die medikamentöse Behandlung unter Aufsicht eines Ophthalmologen reduzieren, nachdem sich ihr Sehvermögen durch Übungen gebessert hatte. (Es ist unbedingt erforderlich, in Fragen der Dosierung von Medikamenten den behandelnden Augenarzt zu konsultieren!)

Ich würde Ihnen empfehlen, täglich etwa 20 Minuten im Freien zu verbringen und das Gesicht mit geschlossenen Augen der Sonne zuzuwenden. Genießen Sie die Wärme auf dem Gesicht. Stellen Sie sich vor, ein Bündel Wärmeenergie dringe durch die geschlossenen Lider ein und treffe auf die Iris. Fühlen Sie, wie die Pupille sich verengt. Stellen Sie sich vor, wie klein sie ist. Blinzeln Sie kurz und lassen Sie die Pupille durch vermehrten Lichteinfall noch kleiner werden. Beobachten Sie im Geist, wie sie nach dem Blinzeln wieder größer wird.

Beginnen Sie nun, das Kinn langsam zur linken und dann zur rechten Schulter zu drehen; atmen Sie tief und blinzeln Sie gelegentlich. Bei sehr intensivem Sonnenlicht lassen Sie die Augen zwischen dem Blinzeln länger geschlossen. Sollten Sie bemerken, daß Sie ein Auge in der Sonne mehr schließen als das andere, könnte dies eine weitere Bestätigung dafür sein, daß die Zusammenarbeit der Augen gestört ist und der Verbesserung bedarf. Diese Übung wird in Kapitel 12 noch ausführlicher beschrieben.

Hier noch eine Empfehlung: Überlegen Sie, ob Sie nicht öfter ohne Sonnenbrille auskommen können. Wenn Sie Ski laufen oder aus beruflichen Gründen eine Sonnenbrille tragen müssen, besorgen Sie sich Gläser in neutralem Grauton, Rayban-G15-Tönung oder Polaroidgläser. Sprechen Sie mit Ihrem Optometristen oder Optiker. Das Augenlicht ist es wert, daß Sie sich Qualitätsgläser leisten, die bei extremen Lichtverhältnissen die unerwünschte kurzwellige UV-Strahlung absorbieren. Zur Arbeitsplatzbeleuchtung oder zur Bestrahlung der Augen gibt es Leuchtstoffröhren, die das volle Lichtspektrum enthalten. Möchten Sie Glühlampenlicht verwenden, nehmen Sie eine im Blaubereich korrigierte Birne der Lichtfarbe Tageslichtweiß (Siehe Produkte für das 21-TAGE-PROGRAMM).

Linse und Ziliarmuskel

Die Linse ist eine durchsichtige, konvex gewölbte Struktur, die das durch die Pupille einfallende Licht sammelt und auf der Netzhaut ein Bild entwirft. Der Ziliarmuskel vollzieht durch Veränderung der Linsenform die Akkommodation (die Naheinstellung des Auges). Dieser Akkommodationsmuskel wird von den meisten als unwillkürlicher Muskel betrachtet (der nicht der Kontrolle des Bewußtseins untersteht.) Daher kann es bei übermäßiger Akkommodation vorkommen, daß der Ziliarmuskel sich verkrampft und träge reagiert. Man sieht dann Dinge in der Nähe oder auch in der Ferne verschwommen. Möglicherweise wird man auch beobachten, daß die Akkommodation langsamer erfolgt.
Wie auch immer – es ist der Ziliarmuskel, der bei Erregung bewirkt, daß die Brechkraft der Linse zunimmt und es uns so ermöglicht, feine Details in kleineren Entfernungen scharf zu sehen, zum Beispiel beim Lesen, Nähen, Häkeln, beim Arbeiten am

Computer, Nachschlagen von Nummern im Telefon-
buch und so weiter.

Damit die Fähigkeit zur Akkommodation erhalten
bleibt, empfiehlt es sich, alle paar Minuten aufzu-
blicken und das Auge schnell auf einen weit entfernten Gegenstand einzustellen. Halten Sie Ihren Daumen im Abstand von etwa 15 cm vor die Augen. Fixieren Sie den Daumennagel, blicken Sie dann in die
Ferne und anschließend wieder zurück auf den Daumen. Atmen Sie ein, wenn Sie das nahe Objekt ansehen.

Beim Autofahren können Sie gut einen Nah-Fern-
Schwung machen, um Dinge in verschiedener Entfernung anzusehen – zum Beispiel Rückspiegel, Ar-
maturenbrett, Nummernschild des Wagens vor Ihnen, Fenster und dann Seitenspiegel. Wiederholen
Sie den Zyklus beliebig oft. Beim Telefonieren blik-
ken Sie auf den Hörer, fixieren dann Dinge auf ihrem Schreibtisch, schauen zum Fenster hinaus, wieder zurück auf den Kugelschreiber und so fort. Halten Sie die Augen in Bewegung, betrachten Sie
Dinge in verschiedenen Entfernungen, dann bleibt
der Akkommodationsmuskel elastisch und fit.

Retina und Fovea

Die Retina oder Netzhaut ist die lichtempfindliche
Membran, die als innerste Schicht den hinteren Teil
des Augapfels auskleidet. Lichtenergie, die auf die
Netzhaut trifft, wird in chemische Signale umgewan-
delt, die die Informationen über den Sehnerv an das
Gehirn weiterleiten. Die Netzhaut dient dem Erken-

nen von Bewegungen im peripheren Bereich (indirektes Randsehen) und ermöglicht das Nachtsehen oder Dämmerungssehen.

Die Stelle des schärfsten Sehens – Sehschärfe 20/20 – ist die Fovea centralis (Sehgrube), ein kleiner Bereich nahe dem Zentrum der Netzhaut. Wenn einfallende Lichtstrahlen alle so gebündelt werden, daß auf der Fovea ein scharfes Bild entsteht, sehen wir mit Sehschärfe 20/20.

Wenn wir klares Sehen erzwingen wollen, besteht die Gefahr einer Überanstrengung der Augen. Vermeiden Sie es, längere Zeit auf die gleiche Stelle zu starren. Lassen Sie die Augen tanzen und sich bewegen. Starren führt zur Reizüberflutung der Fovea und möglicherweise zur Verkrampfung des Akkommodationsmuskels. Dies wiederum kann die Funktion der Netzhaut beeinträchtigen, so daß wir im peripheren Bereich manche Objekte nicht sehen. Auch die prozentuale Sehleistung nimmt bei zu zentralem (fovealen) Sehen ab. Einfach ausgedrückt: Wir bekommen weniger davon mit, was um uns herum geschieht. Man könnte fast sagen, die betreffende Person ist zu sehr auf sich selbst fokussiert.

Die Lösung des Problems liegt darin, unserem afrikanischen Pendant nachzueifern, der seine Umgebung aufmerksam und umsichtig mit den Augen abtastet. Halten Sie die Augen in Bewegung, damit die Fovea immer neu stimuliert wird. Blinzeln Sie genügend und atmen Sie richtig.

Die äußeren Augenmuskeln

Damit sich die Augen in die verschiedensten Richtungen bewegen können, ist jedes Auge mit sechs Muskeln ausgestattet, die den Augapfel umgeben. Die Augen können sich nach oben, nach unten, nach links, nach rechts, einwärts und auswärts bewegen, immer im Gleichtakt sozusagen. Die Muskeln sind an der Sklera befestigt, der weißen Lederhaut des Auges. Die Frage ist, wie gut wir diese Muskelbewegungen zu koordinieren vermögen, denn davon hängt es weitgehend ab, wie gut wir sehen.

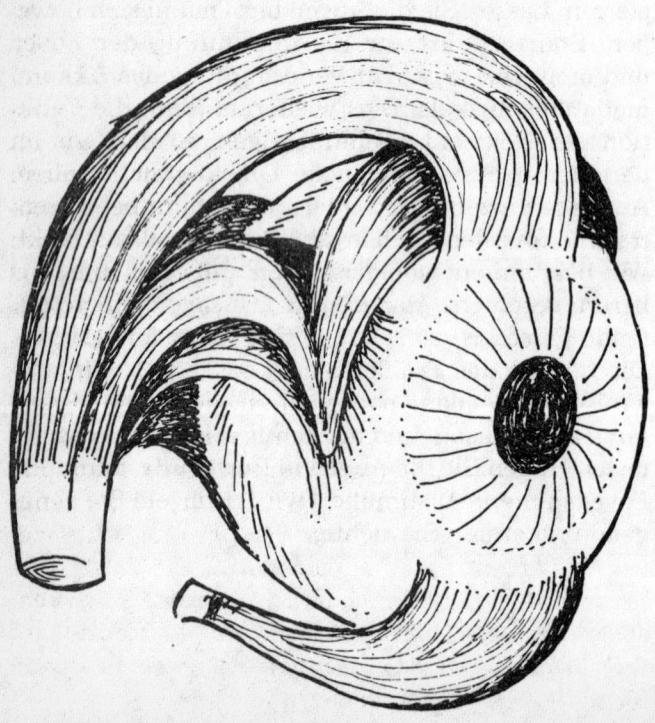

Erinnern wir uns daran, daß die Augenmuskeln sehr stark sind. Zur Erhaltung der Sehfähigkeit empfiehlt es sich, diese Muskeln zu dehnen oder aufzuwärmen. Klingt wie das Aufwärmen zum Aerobic-Training, nicht wahr! Setzen Sie sich bequem hin, Hände entspannt auf den Oberschenkeln und beide Füße fest auf dem Boden. Die Augen können geöffnet oder geschlossen sein. Atmen Sie einige Male tief durch. Wenn Sie bereit sind, drehen Sie die Augen beim nächsten Einatmen weit nach oben, aber ohne die Muskeln zu überdehnen. Halten Sie den Atem an; unmittelbar vor dem Ausatmen blicken Sie nach unten, um die Muskeln bis zum unteren Endpunkt zu dehnen, und atmen aus.

Wiederholen Sie die Aufwärts- und Abwärtsbewegung für drei Atemzüge und machen Sie dann dasselbe nach rechts und links. Anschließend nach rechts oben und links unten und schließlich nach links oben und rechts unten. Falls Sie merken, daß die Muskeln verspannt sind, halten Sie den Atem etwas länger an und führen die Dehnung nicht ganz so weit aus. Vermeiden Sie jede Überdehnung oder extremes Dehnen. Gutes Sehen entwickelt sich bei entspanntem Spiel. Einer Fitneßübung wie der »Muskeldehnung« können Sie eine »Abkühlphase« folgen lassen. Reiben Sie die Hände gegeneinander und decken Sie die geschlossenen Augen behutsam mit den Handtellern zu. Legen Sie die Finger über dem Nasenrücken übereinander, um möglichst viel Dunkelheit zu erzeugen. Lassen Sie die Augen ein bis zwei Minuten oder 20 bis 50 Atemzüge lang zugedeckt. Das ist erholsam für die Augen, und in der Regel stellt sich auch eine innere Ruhe ein. Es ist wie Meditation für die Augen.

Wenn Sie die Handteller wegnehmen, werden Sie alles in intensiveren Farben und kontrastreicher sehen und im Bereich der Augen- und Brauenmuskeln ein herrlich entspanntes Gefühl haben. Achten Sie auch darauf, ob sich Ihre Sehschärfe gebessert hat oder nicht.

Hier noch eine andere nützliche Übung: Lernen Sie, die Augen einwärts zu drehen, so daß sie in Schielstellung kommen. (Keine Angst, sie bleiben nicht hängen, auch wenn Ihre Mutter das immer behauptet hat.) Versuchen Sie, Ihren Nasenrücken anzusehen. Ist Ihnen das zu schwierig, nehmen Sie den Daumen zu Hilfe. Führen Sie den Daumen langsam zur Nase hin und fühlen Sie, wie die Augenmuskeln nach innen ziehen. Das sind die inneren geraden Augenmuskeln, die Einwärtswender. Diese Zuwendung der Augen zueinander ist äußerst wichtig für effizientes und längeres Lesen. Wenn die Einwärtswender nicht gut aufeinander abgestimmt sind, verlassen sich die Augen statt dessen auf den Ziliarmuskel (Akkommodationsmuskel), was zu einem Akkommodationskrampf und Verschwommensehen führen kann. Es besteht also ein Zusammenhang zwischen Einwärtsdrehung der Augen und Akkommodation. Lassen Sie jemanden prüfen, ob sich Ihre Augen gleichmäßig nach innen drehen. Atmen Sie ein, während Sie den Daumen in Richtung Nase bewegen, und aus, wenn Sie den Blick auf ein fernes Objekt richten. Achten Sie darauf, daß die Schultern und Körpermuskeln entspannt sind.

Betreiben Sie diese Fitneßübung täglich zehn bis 20 Atemzüge lang. Die Brille können Sie bei dieser Übung abnehmen. Kontaktlinsen nehmen Sie nach

Möglichkeit heraus, andernfalls üben Sie mit den Linsen.

Hier noch ein Ratschlag: Sehen Sie sich die Zeichnungen genau an und prägen Sie sich den Aufbau der Augen so gut ein, daß Sie sich die einzelnen Strukturen mit geschlossenen Augen vorstellen können. Und genau das tun Sie dann auch, wenn die verschiedenen Strukturen bei der Augenmuskeldehnung, beim Nah-Fern-Schwung und anderen Sehspielen in Aktion sind. Die bildliche Vorstellung des trainierten Teils unterstützt die Ausführung der Spiele und trägt auf diese Weise zu bestmöglichen Ergebnissen bei.

Beachten Sie bitte, daß diese Sehfitneßübungen sehr wenig Zeit in Anspruch nehmen. Die Augen leisten Ihnen gute Dienste; sie verdienen es, liebevoll behandelt und gut trainiert zu werden, damit sie fit und leistungsfähig bleiben.

Zusammenfassung

Anatomie des Auges	Sehfitneßübungen
Cornea	Alle drei Sekunden blinzeln
Irismuskeln/Pupille	Verwendung von Lichtquellen, die alle Wellenlängen des Lichtspektrums enthalten; die geschlossenen Augen dem Sonnenlicht aussetzen und blinzeln

Anatomie des Auges	Sehfitneßübungen
Linse/Ziliarmuskel	Atembewußtheit; Nah-Fern-Schwung
Retina/Fovea	Nicht starren; die Augen viel bewegen
Augenmuskeln	Augenmuskeldehnung
Allgemeine Entspannung für Augen und Geist	Abdecken der Augen mit den Handtellern (Palmieren)
Allgemeine Augenfitneß	Bildliche Vorstellung aller Augenstrukturen bei den Sehfitneßübungen

5. Sein und Wahrnehmen
oder Tun und Sehen

Wenn ich an Sein und Tun denke und wie diese Zustände mit dem Sehen zusammenhängen, fällt mir der Film DIE GÖTTER MÜSSEN VERRÜCKT SEIN ein. Ein Buschmann in Südafrika verlebt einen ruhigen Tag, ist mit sich selbst beschäftigt (Sein). Plötzlich wird er mit einer Coca-Cola-Flasche konfrontiert, die jemand aus einem kleinen vorüberfliegenden Flugzeug geworfen hat. Die Coca-Cola-Flasche löst viele Ereignisse aus, die den Buschmann zum Handeln bewegen, sein beschauliches Da-Sein auf den Zustand des Tuns zu verlagern. Das bisher friedliche Leben füllt sich mit Unruhe, Aggressivität und Betriebsamkeit. Während die Stammesangehörigen die Flasche in Augenschein nehmen, verändern sich auch die sozialen Interaktionen der Buschmänner untereinander.

Der Buschmann ohne Coca-Cola charakterisiert das Sein. Die meisten Formen der Entspannung, wie aerobes Training, Meditation, Biofeedback, Yoga, Tai Chi und Feldenkreis, führen einen körperlichen Zustand herbei, der etwas mit Sein zu tun hat. In diesem ruhigen, sanften, stillen Zustand findet das Sehen im Sinne von Wahrnehmen statt. Im Zustand des Seins geschieht sehr wenig Nachdenken oder Verstehen. Wir sind durch die Augen mit der Welt verbunden. Unter dem visuellen Aspekt läßt sich das Sein als Sehen mit der ganzen Netzhaut vorstellen. Wir sehen alles, aber wir achten nicht auf ein bestimmtes Detail.

Tun hingegen ist mit aktivem Sehen verbunden, mit bewußtem Hinsehen. Versetzen Sie sich in die Lage des Buschmanns, der sich plötzlich mit der Bedeutung der Coca-Cola-Flasche auseinanderzusetzen hat. Die Flasche stellte ihn vor alle möglichen Fragen. Wo kam sie her? War sie ein Zeichen, daß die Götter zornig waren? Sie beeinträchtigte auch die traditionellen sozialen Beziehungen der Stammesangehörigen untereinander. Sie wurden zu Konkurrenten und fingen an, sich um die Flasche zu streiten – noch mehr Tun! Tun ist mit Denken verbunden, mit Fragen, Analysieren, Suchen nach Einzelheiten. Wie Sie sicher erkennen, läßt sich das Tun unter dem visuellen Aspekt als Sehen mit der Fovea (Sehgrube) betrachten.

In unserem westlichen Kulturkreis begünstigen äußere Reize den Zustand des Tuns – Fernsehen, Autos, Großstadttreiben, Termine, Schule, finanzielle Zwänge und die Geschäftigkeit des einzelnen sind Beispiele dafür. Wissenschaftliche Untersuchungen in der Medizin, den Naturwissenschaften, der Mathematik und anderen Bereichen der Forschung verlangen alle ein Tun.

Wenn wir zuviel Zeit mit konzentriertem, angespanntem Hinsehen (Tun) verbringen, leisten wir der fovealen Sicht Vorschub, die wiederum eine übermäßige Fokussierung mit sich bringt. Diese Fokussierung beginnt im Kopf (mentaler Fokus) und führt später zu einer Überforderung des Ziliarmuskels (Augenfokus). Das ist dann der Punkt, an dem Sehstörungen wie Verschwommensehen, Augenermüdung, Doppeltsehen oder Starren zu beobachten sind.

Visuell gesehen, kommt es in unserer modernen Welt also zu einer Überbeanspruchung der Fovea. Aber das ist nur ein Grund für das Nachlassen unserer natürlichen Sehkraft. Wenn zwischen Anspannung und Entspannung keine Ausgewogenheit im Leben herrscht, werden wir einseitig. Das Fitneßkonzept zum besseren Sehen setzt voraus, daß wir erkennen lernen, wann Sein/Wahrnehmen und Tun/Sehen nicht mehr in einem ausgewogenen Verhältnis zueinander stehen.

Nehmen wir an, Sie lesen ein Buch. Sie haben zu Abend gegessen und fühlen sich vollkommen entspannt. Sie sitzen in Ihrem Lieblingssessel, die Beleuchtung ist gut. Nach einer halben Stunde ertappen Sie sich dabei, daß Sie das Buch dichter vor die Augen halten. Der Leseabstand verringert sich zunehmend und beträgt schließlich nur noch 15 bis 20 cm.

Sie spüren auch eine leichte Verspannung im Nakken. Was als ausgewogene Tun/Sein-Beschäftigung begann, ist zum reinen Tun geworden. Das unbewußte Starren und die »harte« Scharfeinstellung durch den Ziliarmuskel hat den Energiestrom vom Gehirn in andere Bahnen gelenkt. Der kleinere Leseabstand und die Verspannung im Nacken waren Feedback vom Körper und den Augen, daß Geist und Augenmuskeln sich immer mehr anspannten. Sie wurden zu foveal!

Andere Situationen, in denen dies zu beobachten ist, sind Fernsehen, Bildschirmarbeit, Nähen oder ähnliche Naharbeit. Achten Sie darauf, ob Ihre Beine müde werden oder angespannt sind. Sind sie übereinandergeschlagen? Runzeln Sie die Stirn oder kneifen Sie die Augen zusammen? Werden die Augenlider schwer oder schmerzen die Augen nach solchen Tätigkeiten? Die klassischen Anzeichen dafür, daß eine Beschäftigung zum reinen Tun wird, sind Starren, flaches Atmen und fehlendes Blinzeln. Überprüfen Sie daher regelmäßig Körperhaltung, Atmung, Blinzelrate und Arbeitsabstand.

Welcher ist Ihr persönlicher Sehstil?

Das Sein/Tun-Konzept hat im Rahmen der visuellen Fitneß etwas mit unserem Sehstil zu tun. Wir haben bestimmte Gewohnheiten erworben, Situationen im Leben auf diese oder jene Weise zu betrachten. Die folgende Übung hilft Ihnen, Ihren eigenen Sehstil etwas genauer zu charakterisieren. Was steht im Vordergrund: Sehen oder Wahrnehmen? Kreuzen Sie an, welche Verhaltensweisen auf Sie zutreffen.*

Charakteristischer Sehstil   für Sein/Wahrnehmen

a) Bessere Noten im Lesen als in Mathematik.
b) Sie schweifen leicht ab, wenn Sie lesen oder Ihre Gedanken niederschreiben.
c) Sie haben Mühe, sich exakt auszudrücken oder Ideen präzise zu formulieren.
d) Sie lassen sich leicht ablenken und sind impulsiv; Sie arbeiten schnell, aber bei feinen Arbeiten nicht genau.

* Einige dieser Verhaltensweisen wurden in persönlicher Korrespondenz mit dem Optometristen Dr. Richard Kavner erarbeitet.

e) Ihre Gedanken schweifen leicht ab, Sie träumen öfters mit offenen Augen oder „blicken ins Leere".

f) Es besteht beim Arbeiten eine Neigung vom Allgemeinen zum Spezifischen.

g) Sie haben nachmittags mehr Schwierigkeiten Auto zu fahren als vormittags; es fällt Ihnen schwer, sich länger auf feine Arbeiten zu konzentrieren.

h) Sie sind nicht imstande, längere Zeit Naharbeit auszuführen; Sie werden schläfrig dabei.

i) Sie haben Mühe, sich auf längere Ausführungen zu konzentrieren, etwa einen Vortrag.

j) Sie sind müde bis gereizt, wenn Sie von der Arbeit nach Hause kommen.

Charakteristischer Sehstil **für Tun/Sehen**

a) Es gelingt Ihnen nicht immer, sich das Gesamtbild oder Endresultat einer Handlung vorzustellen.

b) Sie verstricken sich leicht in Projekte oder Einzelheiten.

c) Aufgaben, die ein breites Verständnis verlangen, bearbeiten Sie eher langsam und genau.

d) Es fällt Ihnen schwer, Ihre Aufmerksamkeit von einer Aufgabe oder Idee auf eine andere zu richten.

e) Sie haben das Gefühl, eine begonnene Arbeit erst beenden zu müssen, bevor Sie sich einer anderen zuwenden.

f) Sie haben Schwierigkeiten, sich in den fließenden Verkehr einzuordnen.

g) Unklarheit ist Ihnen zuwider (zum Beispiel Situationen, in denen Widersprüche auftreten.)

h) Ihre Mitmenschen finden Sie »allzu« logisch und analytisch.

i) Sie geben sich gern den Anschein, alles zu wissen oder besser zu wissen.

j) Dinge außerhalb Ihres direkten Blickfelds entgehen Ihnen oft.

Addieren Sie die Anzahl der Verhaltensweisen, die Sie in jeder Kategorie angekreuzt haben. Optimal wäre eine gleiche Punktzahl für Tun und Sein. Für den Fall abweichender Ergebnisse – welche Verhaltensweisen würden Sie gerne annehmen oder ablegen? Überlegen Sie, in welchen Situationen dieses wünschenswerte oder unerwünschte Verhalten vorkommt. Nehmen wir an, Sie erledigen in aller Eile eine Arbeit und machen Flüchtigkeitsfehler – könnte es daran liegen, daß es Ihnen an der nötigen Einstellung fehlt, daß Sie sich nicht genügend auf die Arbeit konzentrieren? Und wenn es so ist, wie würden Sie lieber arbeiten oder sich verhalten? Suchen Sie sich eine geeignete Sehfitneßübung heraus – wahrscheinlich Nah/Fern-Schwung, Atmen, Schielen oder Palmieren –, die Sie aus dem einseitigen Verhalten herausführt und Ihnen wieder ein ausbalanciertes Sehen gestattet.

Um das Konzept des Tun/Seins im Rahmen des Sehens besser schätzen zu können, sind gewisse Kenntnisse über das Gehirn hilfreich. Das Gehirn hat zwei Hemisphären. Nach den heutigen Erkenntnissen ist das linke Hirn bei den meisten Menschen für mathematische, sprachliche, logische, analytische, lineare und rhythmische Funktionen zuständig, während das rechte Hirn als Sitz der kreativen, künstlerischen, musikalischen, expansiven und fühlenden Funktionen betrachtet wird.

Im Idealfall nehmen wir beide Hemisphären in Anspruch, wechseln von einer zur anderen. Doch wenn es möglich wäre, die beiden Gehirnhälften zu trennen, würden wir wohl feststellen, daß jede Hälfte ganz bestimmte Qualitäten besitzt, wie sie nachstehend aufgeführt sind.

Qualitäten

»Linkes Hirn«	*»Rechtes Hirn«*
linear	räumlich
geordnet	willkürlich
objektiv	subjektiv
analytisch	intuitiv
mathematisch	künstlerisch
verbal	fühlend (Emotionen)
logisch	gefühlsmäßig
zeitlich	räumlich
einzeln	ganz (Gestalt)
methodisch	kreativ
differenziert	undifferenziert

Vom visuellen Standpunkt betrachtet, würde ich sagen, daß die Fovea (Hinsehen) einen Verarbeitungsmodus im linken Gehirn auslöst (Tun). Bei konzentriertem Sehen oder Arbeiten ist man in der Regel zeitorientiert, logisch und verbal. Es besteht auch die Neigung zu linearem Denken: Man konzentriert sich auf einen bestimmten Gedankengang. Aufschlußreich waren in diesem Zusammenhang klinische Beobachtungen, die ich mit Hilfe von Videoaufnahmen von Gesichtern meiner Patienten durchführte: im Bereich der Augenmuskeln und anderen Partien des Gesichts war immer dann mehr Anspannung zu beobachten, wenn die Patienten damit beschäftigt waren, sich etwas genau anzusehen. Ähnlich können Sie auch durch Selbstbeobachtung erkennen, wann eine Verschiebung zum Tun/Hinsehen stattfindet; typische Anzeichen sind flaches Atmen, Starren, angespannte Augenmuskeln sowie Verspannungen im Nacken- und Schulterbereich.

Wenn es Ihnen nicht mehr gelingt, konzentriert (foveal) zu sehen und Sie mehr und mehr »ins Leere blicken«, schwenken Sie auf die Sein-Seite herüber. Vermutlich sehen Sie dann mehr mit der Netzhaut als mit der Fovea. Das entspricht mehr einem intuitiven Verhalten. Künstlerisches Schaffen, Musizieren, Tanzen, Zeichnen und manche Sportarten fördern den Zustand des Seins und damit auch des retinalen Sehens.

Es ist etwas problematisch, wenn wir Aktivitäten, die das retinale Sehen fördern (und das rechte Hirn beanspruchen), sozusagen mit dem linken Hirn ausführen. Aktivitäten, für die das rechte Hirn zuständig ist, machen gewöhnlich Spaß, sind leicht und erholsam. Wenn man dann »linkslastig« wird und anfängt, die Sache zu analysieren und auszuarbeiten, geht oft die »Leichtigkeit« verloren, wie sie beim Musizieren, Tanzen, bei sportlichen Spielen, beim Malen oder Fotografieren wünschenswert ist. Für die Augen ergibt sich die Gefahr des zu angestrengten (fovealen) Sehens, wenn das Verhalten zu sehr von der linken Gehirnhälfte bestimmt wird. Die Sehfitneß läßt dann nach. Unsere leistungsorientierte Gesellschaft – in der Dinge wie Mannschaftssport, gute Noten in der Schule, die Geschäftswelt und das Bestreben, mit den Nachbarn Schritt zu halten, eine so große Rolle spielen – bringt es allerdings mit sich, daß wir uns oft auch bei Aktivitäten anstrengen, die eigentlich der Entspannung dienen sollten. Ich würde Ihnen daher raten, sich bei allem, was Sie tun, selbst auf flache Atmung, Starren und Anspannung im Augenbereich zu beobachten. Lassen Sie den Blick schweifen und die Augen tanzen – dann wird der gelöste Zustand des Seins wieder aktiviert.

Zur Verbesserung des Sehvermögens gehört auch, Gehirn und Augen zu optimaler Zusammenarbeit zu erziehen und diese aufrechtzuerhalten. Bei konzentrierter Arbeit entspannt bleiben, bei konzentriertem Sehen auch die Dinge am Rande im Auge zu behalten, das ist es, was optimales Sehen ausmacht. Die in Kapitel 3 erwähnten Fitneßgläser helfen Ihnen, diese Balance zu erreichen. Wie schon gesagt, führt die leichte Unschärfe sowohl zu fovealer wie auch zu retinaler Stimulation. Als unangenehm werden diese 16% Unschärfe nur empfunden, wenn wir wieder ins reine Tun und angestrengte Sehen verfallen.

Sie verstehen jetzt, wie Sie durch Fitneßgläser mehr Kontrolle über beide Gehirnhälften bekommen können. Nach meiner Auffassung führen optimal korrigierende Linsen dazu, daß die linke Gehirnhälfte mehr beansprucht wird und infolgedessen das Tun in den Vordergrund rückt. Vielleicht wird Ihnen auffallen, daß Sie mit Gläsern für 100% Sehschärfe das

Bedürfnis haben, mehr zu reden und zu erklären (linkes Gehirn). Fitneßgläser hingegen gestatten es Ihnen, mit der Welt in Kontakt zu bleiben; Sie werden dann weniger nachdenken, aber mehr beobachten und mehr sehen.

Rufen Sie sich die Tabelle in Kapelle 4 in Erinnerung, in der die Sehfitneßübungen für die verschiedenen Augenstrukturen aufgeführt sind. Regelmäßiges Atmen, Blinzeln, Nah/Fern-Schwung, bewußtes Schielen, Palmieren und das Sonnen sowie die Benutzung einer Tageslichtleuchte mit dem vollen Spektrum können Ihnen helfen, einen entspannten Zustand herbeizuführen, während Sie etwas tun. Kapitel 12 soll Sie dazu anregen, diesen Aspekt näher zu untersuchen. Bleiben Sie ausgeglichen – dann können Sie sehen und wahrnehmen!

6. Ernährung und Aerobic für die Augen

Die Augen können nur so gut sein, wie ihre Versorgung es zuläßt – ihre Sehleistung wird also von der Qualität der Energie abhängen, die sie bekommen, und von der Leistungsfähigkeit der Muskeln und Organe, die für ihre Durchblutung eine Rolle spielen. Hätten die Augen einen eigenen Mund, könnten wir sie mit vielen Karotten und anderen Stoffen füttern, die für das Sehen benötigt werden. Aber da nur ein Mund den ganzen Körper versorgt, wird das, was wir essen, letztlich auch Einfluß auf die Augen haben. Übungen, die die großen Muskelgruppen trainieren, regen die Blutzirkulation an und verbessern auf diese Weise den Nährstofftransport zu den Augen.

Um komplexe Themen wie Ernährung und Körpertraining zu vereinfachen, schlage ich vor, daß wir uns die oben beschriebenen Afrikaner in Erinnerung rufen. Ich sage nicht »zurück in den Busch«, meine aber, wir können uns ein Beispiel daran nehmen, wie fürsorglich und respektvoll diese Menschen mit ihrem Körper umgehen. Die Buschmann-Metapher ist nach wie vor passend, zumal die meisten Stammesangehörigen über ein ausgezeichnetes Sehvermögen verfügen. Stellen Sie sich einen typischen Tag vor: Wenn sie morgens in ihrer einfachen Hütte erwachen, machen sie zunächst ein Feuer (die einfach lebenden Afrikaner entzünden es, indem sie zwei Stäbchen aneinanderreiben) und gehen dann eine

Meile zu Fuß, um für die ganze Familie Wasser zu holen, damit ein warmes Getränk zubereitet werden kann. Einen Teil des Wegs werden sie im Laufschritt zurücklegen, und auf dem Rückweg tragen sie das Wasser auf dem Kopf oder in einer Vorrichtung um den Nacken. Zur Bereicherung der Mahlzeit gehen sie vielleicht noch ein wenig auf die Jagd, halten sich dabei in der Sonne auf und trainieren zahlreiche Muskeln ihres Körpers. Die Kost ist einfach – Beeren, Früchte, etwas Fleisch, Gemüse, Bohnen und Getreidekörner. Die Mahlzeit wird sorgsam zubereitet und dann in aller Ruhe und mit Genuß im Kreise der Familie eingenommen. Es besteht ein natürliches Verhältnis zwischen aerobem Training und kleinen Portionen gesunden Essens.

Vergleichen wir diese Lebensweise mit dem typischen Szenario unseres westlichen Lebensstils. Wir werden von einem Wecker geweckt, nicht selten wenn es draußen noch dunkel ist. Haben wir uns aus dem Bett gerollt, trainieren wir unseren Fingermuskel, indem wir das Licht anknipsen. Programmiert am Abend zuvor, hält die Kaffeemaschine schon den Morgentrunk bereit. Die Männer rasieren sich (sofern sie das tun) mit einem elektrischen Rasierapparat oder atmen die chemischen Dämpfe einer Rasiercreme ein, während diese die Stoppeln auf die Rasur vorbereitet. Ein Handgriff läßt warmes Wasser aus der Dusche strömen. Nach dem Ankleiden wählen wir eine fertige Mischung Getreideflocken aus (die gewöhnlich Zucker und Salz enthält), fügen Milch hinzu, die wir im Laden gekauft haben, und nehmen das Frühstück ein, nicht selten im Stehen. Um uns Bewegung zu verschaffen, gehen wir zu Fuß zum

Auto, Zug oder Bus, mit dem wir dann zur Arbeit fahren. Worauf ich hinaus will, ist die Überlegung, daß unsere moderne Lebensweise vielleicht nicht ohne Einfluß auf unser Sehvermögen bleibt.

Ich habe mich selbst und andere Freiwillige zahlreichen Experimenten unterzogen, um die Auswirkungen der Ernährung und körperlichen Trainings auf das Sehen zu untersuchen. Aus den Ergebnissen geht klar hervor, daß das Sehvermögen Schwankungen unterliegt, die im Zusammenhang mit bestimmten Nahrungsmitteln und aerobem Training beobachtet werden können. Bei unserer ersten Untersuchung im Jahre 1982 berichtete zum Beispiel einer der Probanden über eine ernährungsbedingte Sehstörung, die er in der 21tägigen Versuchszeit beobachtet hatte. Alle Testpersonen waren angewiesen, auf rotes Fleisch, Alkohol, Zucker, Milchprodukte und denaturierte Nahrungsmittel zu verzichten. Sie aßen frisches Obst und Gemüse mit wenig Hühnerfleisch und Fisch. Empfohlen wurden auch Sojaprodukte, Bohnen und Körner.

Eric befolgte das Programm mit gutem Erfolg. Er hatte seine starke Brille seit acht Tagen nicht mehr getragen, hatte auf Kaffee und Zucker ganz verzichtet, und seine freie Sehschärfe hatte sich um 30% verbessert. Eines Abends ging er mit seiner Frau zum Essen aus und konnte der Versuchung einer Tasse Kaffee mit einem leckeren Stück Käsekuchen nicht widerstehen. Eine halbe Stunde später hatte sich sein Sehvermögen so verschlechtert, daß seine Frau ihn am Arm aus dem Lokal führen mußte.

Nach allem, was ich in der Fachliteratur gefunden (siehe Anhang) und mit Wissenschaftlern in der ganzen Welt an Erfahrungen ausgetauscht habe, scheint der Ziliarmuskel (Akkommodationsmuskel) empfindlich auf Blutzuckerschwankungen zu reagieren. Ich erinnere mich an eine 14jährige, die an einem Sehtraining teilnahm, um keine starke Brille tragen zu müssen. Ihre freie Sehschärfe betrug 76,5%. Eines Tages kam Pat mit einer Limonade in die Klinik, an der ich Sehtraining erteilte und meine Forschung betrieb. Bevor sie ihre Limonade trinken konnte, bestimmte ich rasch ihre freie Sehschärfe bei beidseitig geöffneten Augen. Dann ließ ich sie die Limonade trinken. Nach 15 Minuten war ihre Sehschärfe deutlich auf 58,5% abgefallen.

Ein anderer Proband berichtete uns im Laufe der Untersuchungen folgendes:

>Über eine Woche lang hatte ich mich bei den Mahlzeiten auf Reis, Gemüse, eine kleine Portion Fisch oder Huhn, frisches Obst, Joghurt und Brot beschränkt. Ich gehe zu Fuß zur Arbeit, und dabei fiel mir auf, daß ich Gegenstände, Schilder und Autos durch meine Fitneßbrille (83,6%) jeden Tag besser sehen konnte. Am neunten Tag des Experiments ging ich unterwegs in ein Schnellrestaurant. Ich aß Rühreier und ein Brötchen und machte mich dann wieder auf den Weg ins Büro. Nach 20 Minuten konnte ich durch meine unterkorrigierten Gläser kaum noch etwas sehen. Ich würde sagen, daß meine Sehschärfe auf schätzungsweise 70% abgefallen

war. Dieses Erlebnis überzeugte mich davon,
daß das, was ich esse, mein Sehen beeinflußt.«

Berichte dieser Art sind keine Seltenheit. Der Verzehr bestimmter Nahrungsmittel scheint bei manchen Menschen eine allergische Reaktion auszulö-
sen, die sich an der Funktion der Augen bemerkbar
macht. Anscheinend rufen die betreffenden Nahrungsmittel eine chemische Veränderung hervor, die
von den Augen registriert wird.
Es könnte noch ein anderer Faktor eine Rolle spielen. Die Augen sind von lebenswichtigen Organen
wie Herz, Lungen, Leber und Nieren sehr weit entfernt. Wenn diese Organe durch Zufuhr ungeeigne-
ter Nahrungsmittel überlastet werden, haben die Augen die Konsequenzen zu tragen. Die Leber reinigt
zum Beispiel das Blut, bevor es die Nährstoffe in die
verschiedenen Körperpartien transportiert. Fettes
Essen überlastet die Leber, und unter diesen Bedingungen ist es nicht ausgeschlossen, daß Schlacken
im Blut verbleiben und schließlich in die Augen gelangen. In gewisser Weise kann man die Augen als
Müllabladeplatz betrachten. Das Auge wird nur so
gesund sein, wie Inhaltsstoffe und Reinheit des Blu-
tes es zulassen.
Körperliches Training, besonders aerober Art, läßt
das Herz vermehrt Blut durch den Körper pumpen.
Die Augen werden dann wieder besser durchblutet
und während des Trainings sowie danach stimuliert.
Auch die Nerven sind besser fähig, Informationen
schnell und exakt weiterzuleiten.
Wie positiv sich aerobe Aktivitäten auf das Sehen
auswirken, habe ich im Laufe der Jahre von Patien-

ten immer wieder gehört. Langstreckenläufer erzählten von Perioden großer Schärfe ohne Gläser. Normalsichtige Schüler erzählen, sie könnten nach aerobem Training länger beschwerdefrei lesen. Sichtgeräte-Bediener, die in der Mittagspause trainieren, haben abends weniger überanstrengte Augen, als wenn sie nicht trainieren.

Der Bericht eines professionellen Tennisspielers, der ein Sehtraining absolviert hatte, vermittelt uns ein anschauliches Bild zum gleichen Thema:

»Training ist für mich eine Möglichkeit, meinen Rhythmus (Atmung) und den Raum, den mein Körper einnimmt, zu erweitern. Im gleichen Maße, wie ich mich in den Raum strecke und die Augenmuskeln dehne, verbessert sich auch mein Sehvermögen. Beim Training bewege ich die Augen nach links, nach rechts, nach oben und nach unten. Ich sehe Dinge in verschiedenen Entfernungen an.

Wenn irgend möglich, trage ich beim Spielen keine Brille, andernfalls nehme ich meine Fitneßgläser. Ich konnte meinen Gegner nun schon mehrmals ohne Brille schlagen, allein mit meiner natürlichen Sehkraft. Ich habe fast das Gefühl, als könnte ich den Ball dann besser sehen.

Zum Aufwärmen lasse ich den Oberkörper nach rechts und nach links schwingen, lasse den Kopf nach unten hängen und mache Kopfrollen für den Hals. Diese Übungen helfen mir, die Muskeln zu lockern und elastisch zu halten. Ich achte auch auf meine Atmung und dehne die

Augenmuskeln. Nach einem intensiven Training decke ich die Augen 50 Atemzüge lang mit den Handtellern ab und stelle mir dabei vor, wie die verschiedenen Augenpartien mit gesundem Blut versorgt werden.«

Wir haben gesehen, wie sich unser afrikanisches Pendant auf natürliche Weise gut ernährt und körperlich fit hält. Und wie steht es mit Ihrer Lebensweise? Wahrscheinlich waren Sie immer zu beschäftigt, hatten keine Zeit, sich ähnlich gesundheitsbewußt zu verhalten. Um so wichtiger ist es jetzt, wie Sie mittlerweile wohl erkannt haben, daß Sie sich gut überlegen, was Sie essen, und daß Sie sich Zeit für Körperübungen nehmen.

Na schön, was soll ich denn essen?

Das ist eine sehr komplexe Frage. Ich wünschte, ich könnte Ihnen ein einfaches Rezept anbieten. Vielleicht ist es am besten, wenn ich Ihnen einfach von meinen persönlichen Erfahrungen und Experimenten erzähle. Ich habe im Laufe der Jahre verschiedene Ernährungsweisen ausprobiert, um Krankheiten nach Möglichkeit zu verhüten, aber auch, um meine Sehfitneß zu steigern. Was folgt, ist mein persönlicher Versuch, mich gesund zu ernähren. Es ist eine Assimilation vieler Theorien und praktischer Erfahrungen.
Doch bevor ich zum Thema komme, möchte ich Ihnen zwei Standpunkte nicht vorenthalten, die mir geholfen haben, flexibel zu bleiben.

Ein Makrobiotik-Lehrer aus Japan sagte mir einmal:

>»Wenn Sie nicht gelegentlich Bier trinken oder
rotes Fleisch essen können, dann ist Ihr Körper
krank.«

Der andere Standpunkt ist der eines Krebspatienten,
der sich einer biologischen Krebsbehandlung unter-
zog. Nach seiner Ernährungsweise befragt, die zur
Rückbildung seines Tumors beigetragen hatte, sagte
der Mann:

>»Ich esse, was mein Körper möchte. Wenn ich
einen Eisbecher mit Früchten esse, sage ich meinem Körper, er möge das Gute an dieser Speise
in vollen Zügen genießen.«

Wie also sieht meine Ernährungsphilosophie aus?
Ich halte viel von Mäßigung. Ich bevorzuge einen
nicht-fanatischen Weg zum Wohlbefinden. Die Zu-
bereitung auch der einfachsten Mahlzeit wird zum
künstlerischen Schaffen. Essen ist für mich Genuß.
Nahrung ist mir heilig. Ich meine, wenn ich mit meinem Körper im Einklang bin, wird er mir schon sagen, was er gerne möchte. Selbstverständlich gilt es
dabei emotionale Befriedigung gegen vernünftige
Ernährungsprinzipien abzuwägen.
Ich bemühe mich nach Kräften, keine neuen Glau-
bensrichtungen über Nahrungsmittel in die Welt zu
setzen. Nehmen wir an, ich lese in einem Artikel, die
übermäßige Zufuhr von Milchprodukten könne zu
Stoffwechselveränderungen in der Augenlinse führen und die Entstehung eines grauen Stars (einer

Linsentrübung) begünstigen. Auf der Grundlage dieses Artikels wäre es nun sehr einfach, Ihnen zu raten, sämtliche Milchprodukte von Ihrem Speisezettel zu streichen. Andere Untersuchungen kommen zu dem Ergebnis, die übermäßige Zufuhr von Zucker und einfachen Kohlenhydraten schade dem Ziliarmuskel (Akkommodationsmuskel). Rate ich Ihnen daher, keinen Zucker mehr zu essen? Mir wäre es viel lieber, wenn Sie selbst experimentieren würden. Ich habe für mich herausgefunden, daß ich manche Milchprodukte und Zucker ruhig essen kann; aber wissen Sie, wieviel Sie vertragen? Kennen Sie den kritischen Punkt, der zu einer Verschlechterung der Sehkraft führt?

Mit diesen Überlegungen im Hinterkopf, hier mein Ernährungskonzept: Ich kombiniere Getreide (Reis, Hirse, Quinoa und Buchweizen) und Hülsenfrüchte (Bohnen) als Hauptkost. Daneben esse ich Soja- und andere Bohnenprodukte wie Tofu und Tempeh. Getreide und Suppen reichere ich mit Meeresgemüse (Algen) an, und mindestens zweimal in der Woche verwende ich Miso (Sojabohnenpaste) als Suppe oder Getränk. Huhn und Fisch, einmal wöchentlich, werden mit Gemüse ergänzt, zum Beispiel einem Wurzelgemüse wie Daikon (japanischer Rettich), entweder gedünstet, im Dampftopf zubereitet oder geschmort. Ich würze mit kleinen Mengen frischem Ingwer, Knoblauch, Cayennepfeffer oder Gewürzkräutern. Ich esse gern frischen Salat mit Sprossen wie Alfalfa (Luzerne).

Meine bevorzugten Getränke sind Kräutertees, Gemüsesäfte und frisch gepreßte Säfte aus Obst (im Sommer) und Gemüse. Obst und Säfte stehen vor allem in den Sommermonaten auf meinem Speisezettel. Brot, Soja-Margarine und selbst Eingemachtes gibt es als besondere Leckerbissen.

Zum Frühstück esse ich eine Getreideflockenmischung mit Soja- oder Magermilch. Wenn ich auswärts frühstücke, gewöhnlich zweimal im Monat, bestelle ich mir Rühreier, pochierte oder weichgekochte Eier und Vollkorntoast. Zu anderen Mahlzeiten, die ich im Restaurant einnehme, bestelle ich Bier oder Wein und esse frischen Fisch. Mitunter nehme ich auch einen Nachtisch.

Wenn ich merke, daß mein Sehvermögen nachläßt, nehme ich ein Multivitaminpräparat mit Mineralstoffen, zusätzlich Vitamin C (Ascorbinsäure), Multi-B, ein wasserlösliches Vitamin A und ein Zinkpräparat (einen Aminosäurenchelatkomplex). (Siehe Produkte für das 21-TAGE-PROGRAMM.)

Kurz, besinnen Sie sich auf die Grundlagen. Denken Sie an die vier Nahrungsmittelgruppen. Essen Sie etwas weniger Milchprodukte und rotes Fleisch und sorgen Sie für eine ausbalancierte Ernährung.

Und was am wichtigsten ist: mit Hilfe der Fitneßgläser und Biofeedback-Signalen von den Augen können Sie beobachten, welche Nahrungsmittel sich bei Ihnen nachteilig auswirken. Bedenken Sie, daß es nicht nur um die Sehschärfe geht. Auch das Binokularsehen (die Zusammenarbeit der Augen) kann beeinträchtigt sein. Ebenfalls ist möglicherweise die Balance von Sehen und Wahrnehmen beeinträchtigt. Aber mit etwas Geduld werden Sie mit der Zeit immer besser wissen, was der Körper für allgemeine und visuelle Fitneß braucht.

Wieviel soll ich trainieren?

Im allgemeinen würde ich sagen, trainieren Sie 15 bis 20 Minuten bei einem Puls zwischen 125 und 145 Schlägen pro Minute. Auch hier ist Maßhalten wichtig. Leichtes Schwitzen tut gut, aber Sie sollten nicht so abgekämpft sein, daß Sie kaum noch Luft kriegen.
Finden Sie beim Trainieren ein Gleichgewicht zwischen Anspannung (Tun) und Entspannung (Sein). Sie werden dann mancherlei Veränderungen beobachten können: Sie sehen deutlicher, Ihr Gesichtsfeld wird größer und Farben erscheinen leuchtender; Sie haben das Gefühl, als stehe Ihnen nichts im Wege. Der Körper weitet sich, öffnet sich.
Experimentieren Sie. Finden Sie heraus, was geschieht, wenn Sie einen Aspekt Ihrer Lebensweise verändern. Stärken Sie den Körper mit gutem Essen und gesundem Training, dann werden Sie auch gut sehen.

Bestandteile der Nahrung und ihre Beziehung zum Auge

Anatomie des Auges	*Nahrungsbestandteile*
Sklera (das Weiße des Augapfels)	Kalzium
Konjunktiva (überzieht die Sklera)	Vitamine B_2, B_{12}, Folsäure
Cornea	Vitamin A

Anatomie des Auges	*Nahrungsbestandteile*
Linse	Vitamine C, E, B_2
Ziliarmuskel	Chrom
Retina	Vitamin A, Zink und andere Mineralstoffe
Makula (Bereich um die Fovea)	Vitamin-B-Komplex

Dritter Teil

Das innere Auge

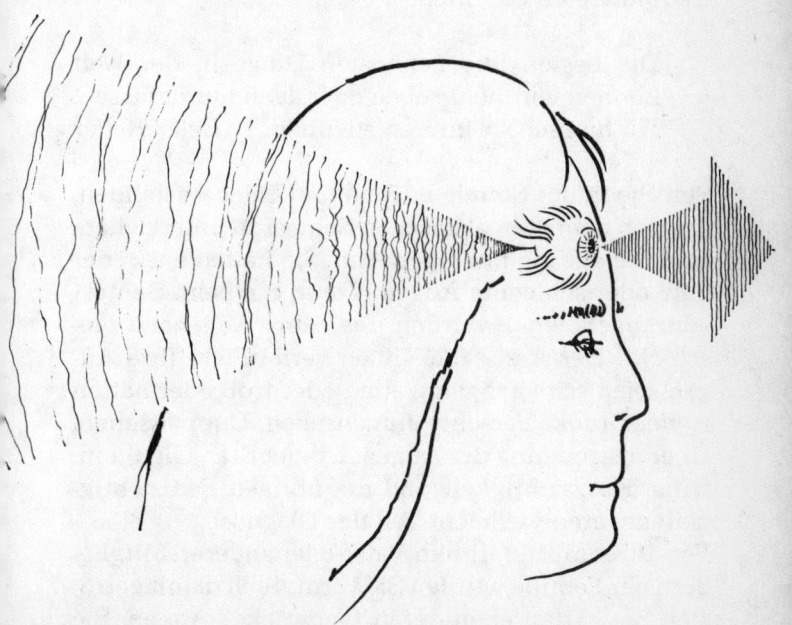

7. Beeinflußt das innere Sehen das äußere Sehen?

Zur Beantwortung dieser Frage ist es vielleicht hilfreich, wenn Sie sich von der Vorstellung lösen, Ihre Augen seien schlecht, nicht in Ordnung, oder Sie könnten nicht gut sehen. Bleiben Sie aufgeschlossen und lassen Sie sich von den folgenden Ideen zu einem Selbstexperiment anregen. Am Anfang wird Ihr rationaler Verstand diese Ideen als unmöglich abtun wollen. Bitten Sie diesen Teil Ihres Ichs um etwas Geduld. Seien Sie offen!

> Die besten und schönsten Dinge in der Welt können wir nicht sehen oder auch nur anfassen. Wir müssen sie im Herzen fühlen. *Helen Keller*

Seit Sie in der Schule in Reih und Glied anstanden, um sich dem obligatorischen Sehtest zu unterziehen, sind Sie der Meinung gewesen, Sie hätten entweder gute oder schlechte Augen. Waren Sie beim Sehtest »durchgefallen«, wurden Sie zum Augenarzt geschickt. Der Arzt sagte Ihnen vermutlich, Ihre Augen seien schwach, lang, kurz oder trüb oder hätten zuviel Druck. Verschwommensehen, Doppeltsehen, Überanstrengung der Augen, Grauer Star, Glaukom, Iritis, Kurzsichtigkeit und die übrigen Fehlsichtigkeiten waren vielleicht Teil der Diagnose.

Von Ihrer Mutter, Ihrem Vater oder anderen Mitgliedern der Familie wurden Sie vermutlich damit getröstet, Sie hätten eben deren »schwache« Augen. Sie dachten über das »Problem« nach und fanden sich damit ab. Jeder Besuch beim Augenarzt brachte für die meisten unter Ihnen weitere schlechte Nachrichten. Sie brauchten eine stärkere Brille, die Augen mußten operiert oder mit Medikamenten behandelt werden. So ging es weiter, und Ihre Vorstellung über den Zustand Ihrer Augen prägte sich immer tiefer ein. Könnte es sein, daß dieses Denken dazu beigetragen hat, daß das Auge seine Aufgabe nicht mehr richtig zu erfüllen vermag?

Kehren wir zu unserem afrikanischen Pendant zurück. Mitten im Dschungel gibt es keine Optometristen oder Augenärzte. Wenn der Dschungelbewohner ein »Problem« mit seinen Augen hat, sagen wir eine Entzündung, Schwellung oder Rötung, Verschwommensehen oder eine andere Sehstörung oder Sehbehinderung, sucht er seinen Medizinmann oder Schamanen auf. Anstatt lediglich behandelt zu werden oder ein Heilmittel zu bekommen, wird der »Patient« ermutigt herauszufinden, warum die Götter oder Geister sein Auge so gemacht haben, wie es gerade ist. Der Schamane agiert also gewissermaßen als Lehrer, indem er der betreffenden Person hilft, die Ursache ihres Leidens herauszufinden. Eine Rötung mit Schwellung könnte metaphorisch zum Beispiel mit innerem Zorn oder Verstörtheit in Verbindung gebracht werden. Ein Ritual könnte folgen. Sofern angezeigt, bekommt diese Person eine natürliche Mixtur aus Pflanzen, Tiersäften und Erde (wir nennen das Breiumschlag oder Breipackung), um sie auf das Auge oder die Augen zu legen. Der »Patient« wird veranlaßt, sich mit seinem Augenleiden zu befassen, und so aktiv in den Heilungsprozeß einbezogen. Diese Vorgehensweise geht über simple Behandlung des Symptoms oder auch Beseitigung des Krankheitszustands weit hinaus.

Führen wir diese Metapher weiter, können Sie sich den Zustand Ihrer Augen als Computerausdruck vorstellen, der das geistige Auge zeigt. Meines Erachtens spiegelt der jetzige Augenzustand frühere Vorstellungen dessen wider, wie Sie die Welt oder bestimmte Aspekte Ihres Lebens gesehen haben. Es ist eine Kombination aus Gedanken, Überzeugungen, Ängsten und Ärger. Auch Ansichten, die Sie von Ihren Eltern, Geschwistern, Lehrern usw. angenommen haben, fließen hier ein. Aus diesem Grund bekommen wir nicht alle die gleichen oder ähnliche Augenfehler oder Beschwerden. Jede Person ist auf ihre Weise von früheren Vorstellungsmustern geprägt. Wird dem Rechnung getragen? Sie suchen Ihren Augenarzt mit einem Symptom auf – vielleicht Verschwommensehen, Augenüberanstrengung, »Mückensehen« oder Schmerzen. Der Arzt untersucht das Auge und nimmt diverse Messungen vor. Das Ergebnis vergleicht er dann mit einer Norm und sagt Ihnen, ob Sie dieser Norm entsprechen oder nicht. Gegebenenfalls werden Abhilfemaßnahmen empfohlen, nicht wesentlich anders als im afrikanischen Ritual. In der Regel nehmen sie die Form von Brillen, Kontaktlinsen, Operationen oder Medikamenten an.

Vergleichen wir dieses bekannte Vorgehen mit dem des präventiv arbeitenden Verhaltensoptometristen. Wie der Schamane betrachtet er das körperliche Auge als Spiegel des inneren Auges. Denn das Augenleiden enthüllt sehr wohl etwas von unseren inneren Vorstellungen oder Ansichten, den jetzigen oder solchen aus der Vergangenheit.

Die naheliegende und ideale Situation wäre also eine Verbindung der traditionellen westlichen Methode mit der des Schamanen. Und welche Möglichkeiten bieten sich hier? Erstens können Sie sich Fitneßgläser verschreiben lassen, und zweitens können Sie sich von Ihrem Optometristen bzw. Arzt oder anderen einschlägig ausgebildeten Fachleuten dabei helfen lassen, die Empfindungen und Wahrnehmungen Ihres inneren Auges etwas näher zu betrachten.

Einige Beispielfälle sollen dies veranschaulichen.

Annie war mit 41 Jahren vom Leben gelangweilt, wie sie erklärte, und lebte daher zurückgezogen von der Welt in einer kleinen Hütte tief in den Wäldern Oregons. Sie war eine liebenswerte, zierliche Frau. Durch ihr abgeschiedenes Dasein in den Wäldern vermied sie es, sich in Relation zur übrigen Welt zu sehen. Sie war aus dem normalen Leben ausgestiegen, um etwas über einen anderen Teil ihres Wesens in Erfahrung zu bringen. Was sie mir an körperlichen »Leiden« schilderte, überraschte mich keineswegs. Annie war Diabetikerin gewesen, viele Jahre unter ärztlicher Kontrolle. (Bin ich »süß« genug – mag man mich, akzeptiert man mich so, wie ich bin?) Der foveale Bereich beider Netzhäute hatte sich abgelöst und beeinträchtigte die Funktion der Netzhaut. Ihr Gesichtsfeld war dadurch seitlich stark eingeschränkt. Auf die Ebene des Verhaltens übertragen, hatte Annie ihre innere Sicht abgeschaltet und sich von ihrer

Bereitschaft gelöst, das Leben zu sehen und mit klaren Vorstellungen daran teilzunehmen.

Ich half Annie, diese Beobachtungen in Zusammenhang zu bringen, und schon nach unserem ersten Gespräch faßte sie den Entschluß, sich operieren zu lassen. Die neue Erkenntnis verhalf ihr zu einer neuen Lebensansicht. Ihr inneres Auge hatte gleichsam wieder gelernt, die Realität zu sehen und so zu akzeptieren, wie sie ihr durch die körperlichen Augen vermittelt wurde.

Das ist natürlich ein extremes Beispiel für die Hypothese, daß unsere innersten Empfindungen Einfluß haben auf das physische Auge. Ich hatte gar nicht erwartet, daß Annies Sehvermögen sich wesentlich verbessern würde. Aber sie gelangte von einer verzweifelten Lage – der Vorstellung, sie würde erblinden – zu einem neuen Ausblick, der es ihr gestattete, wieder in eine kleine Stadt zu ziehen und mit Erfolg ein kleines Geschäft zu betreiben. Sie sah wieder klarer und ihr Augenleiden stabilisierte sich. Es läßt sich natürlich die Vermutung anstellen, die Operation allein habe das bessere Sehen und die positivere Einstellung bewirkt. Aber Annies inneres Auge (ihre Perspektive) war auf das Negative eingestellt gewesen. Die Beschäftigung mit dem Sehvorgang in seiner ganzen Komplexität verhalf ihr dann zu einer Perspektive, die sowohl die Operation als auch den natürlichen Heilungsverlauf erleichterte.

Der Punkt ist der: Wenn wir glauben, ein »Augenproblem« zu haben, sind die Chancen kleiner, daß sich der Zustand »bessert«. Bei Annie wirkte sich unser Gespräch dahingehend positiv aus, daß sie ihre kurzsichtigen Augen und die heilende, wenn auch geschädigte Netzhaut als vom Körper gestellte Aufgabe zu sehen vermochte. Sie konnte etwas über sich lernen. Die Analyse ihrer Krankengeschichte und die Video-Analyse wiesen darauf hin, daß ihre innersten Empfindungen und destruktive Gedanken eine der Ursachen ihrer erheblich geschwächten Sehkraft waren. Ähnlich wie der afrikanische »Patient« nutzte Annie ihre Situation, um neue Einsichten zu gewinnen und zu lernen, wie sie selbst an der Aufgabenstellung beteiligt war. Und sie ließ einen operativen Eingriff vornehmen, um zu verhindern, daß der Zustand der Augen sich verschlimmerte.

Abe, 31 Jahre alt, hatte mit 16 von seinem Augenarzt gesagt bekommen, er werde Mitte Dreißig eine Brille brauchen. Mit Anfang Dreißig wechselte Abe seinen Beruf und wurde Computer-Programmierer. Just in dieser Zeit merkte er, daß er nicht mehr scharf sehen konnte. Sein Optometrist bestätigte Abes Verdacht. Die Augen waren zu lang und somit kurzsichtig. Er würde mittelstarke Gläser benötigen. Im Laufe des nächsten Jahres bekam Abe zweimal neue Gläser verordnet, jedesmal stärkere. Nach der dritten Brille kam er zu mir.

Im Laufe unserer Unterhaltung fragte ich ihn, was in der Zeit seiner beruflichen Veränderung sonst noch in seinem Leben geschehen sei. Wie sich herausstellte, war Abe 18 Monate, bevor er seine erste Brille bekam, nach achtjähriger Ehe geschieden worden. Er sagte, die Zukunft bereite ihm große Angst und Beklemmung. Er wußte nicht, wie er es finanziell schaffen sollte. Sein Denken und Fühlen wurde beherrscht von Bildern des Versagens, im Beruf wie in der Liebe. Das intensive Studienprogramm, die Erinnerung an die Prophezeiung des Augenarztes, er würde Mitte Dreißig eine Brille brauchen, und Zukunftsangst, all das beschleunigte die Veränderungen an seinen Augen.

Als ersten Schritt half ich Abe, sich sprachlich anders auszudrücken. Er sagte laufend »Ich kann nicht« und »Ich weiß nicht«. Durch das Umformulieren in »Ich weiß« fing er an, in die Zukunft zu blicken. Ich stellte Abe zum Beispiel Fragen wie »Wo würden Sie gern arbeiten?« oder »Was für eine Frau würden Sie gern kennenlernen, wie stellen Sie sich die Beziehung vor?« Da Abe keine klaren Vorstellungen hatte, war seine Antwort stets »Ich weiß es nicht!« Solange er aussprach »Ich weiß es nicht«, konnte sein inneres Auge tatsächlich auch nichts sehen. Nach einigen Sitzungen beantwortete er die obigen Fragen schon anders: »Ich würde gern für eine High-Tech-Firma arbeiten und eine kompetente Frau kennenlernen, die auch gern draußen an der frischen Luft ist.«

Diese Antworten halfen Abe, klare Vorstellungen zu entwickeln. Er ließ sich von Freunden darauf aufmerksam machen, wann immer er sich negativ ausdrückte oder vage wurde. Er trug auch seine Fitneßbrille und machte Übungen, um Arbeit und Entspannung ins richtige Verhältnis zu bringen.

Es dauerte nicht lange, bis Abe nur noch zum

Autofahren eine Brille brauchte. Er ging mehr
aus sich heraus und fand schließlich eine Stelle
und eine Beziehung, wie er sie sich gewünscht
hatte. All das ereignete sich im Zeitraum von
sieben Monaten.

Jeder Augenbefund stellt symbolisch unsere innersten Empfindungen dar. Er ist Chance und Aufgabe
zugleich, denn er gibt uns die Möglichkeit, die gei-
stig-seelischen Gedankenmuster aufzuspüren. Der
nachfolgende Leitfaden ist als Schlüssel gedacht, die
möglichen Ursachen für den jeweiligen Augenzustand zu finden. Er regt an zu der Frage: Was könnten in meinem Fall die Gedanken sein, die zu diesem
Zustand geführt haben, und er weist auf die Lektion
hin, die es zu lernen gilt.

Augenbefund oder »Problem«	Mögliche Ursache	Aufgabe
Kurzsichtig-keit	Angst, die Zu-kunft zu sehen; Abkapselung; »Ich habe Angst, zu sehen, was da draußen ist.«	Die Erfüllung des Traums Rea-lität werden las-sen. Drängen Sie nach außen. Ler-nen Sie, sich Raum zu schaf-fen. Konfrontie-ren Sie Ihre ei-gene Stärke

Augenbefund oder »Problem«	Mögliche Ursache	Aufgabe
Weitsichtigkeit	Angst, die Gegenwart zu sehen: »Ich muß in die Zukunft blikken.« Ärger über sich selbst oder andere. Umwelt und Menschen werden beiseite geschoben. Es besteht der Wunsch, auszubrechen und unabhängig zu sein.	»Veränderungen im Berufsleben oder in persönlichen Beziehungen können wichtig sein.« Lernen Sie, was Bindung, Verpflichtung, Engagement heißt. Halten Sie Kontakt zur Gegenwart.
Astigmatismus	Ein Aspekt Ihrer Realität ist verzerrt. Kurzsichtigkeit in einem Bereich des Lebens. Das Ausklammern von Angst in meiner Wahrnehmung in speziellen Lebenssituationen.	Was hindert mich jetzt daran, meine Zukunft zu leben? Überwinden Sie konventionelle Vorstellungen in bezug auf Möglichkeiten in einem bestimmten Bereich Ihres Sehens.

Augenbefund oder »Problem«	Mögliche Ursache	Aufgabe
Glaukom	Sie verspüren großen inneren Druck, als würden Sie gleich explodieren. Sie fühlen sich gehetzt. Sie sind zu sehr mit sich selbst beschäftigt. Sie haben sich abgekapselt.	Bereit sein können, mit dem neu Gelernten den alten Standpunkt aufzugeben und einen neuen Standpunkt einzunehmen.
Makuladegeneration	Verlust des zentralen Lebensinhalts; der Sinn des Lebens wird nicht gesehen: »Tolle Pläne, keine Perspektive.«	Das Lebensziel erkennen. Das tägliche Ziel ins Auge fassen, um damit ein größeres Ziel zu erreichen.

Augenbefund oder »Problem«	Mögliche Ursache	Aufgabe
Netzhaut- ablösung	Sie haben das Gefühl, allein zu sein, nicht geliebt zu werden. Der Kontakt zur Außenwelt geht verloren. Sie möchten nicht sehen, was außerhalb Ihrer eigenen Blickrichtung liegt.	Bleiben Sie mit anderen Menschen in Kontakt, besonders außerhalb Ihres unmittelbaren Wirkungskreises.
Grauer Star	Stationen des Lebens werden ausgeblendet. Sie wollen nicht sehen, was im Leben zu betrachten wäre.	Tatsachen müssen betrachtet werden. Bringen Sie jene Aspekte in Ordnung, die Ihnen den Blick für das Wesentliche trüben.

Augenbefund oder »Problem«	Mögliche Ursache	Aufgabe
Schielen	Den Energiefluß behindern. Schaffe-ich-nicht-Mechanismus. Alles ist Ihnen zuviel, das Leben erscheint Ihnen zu kompliziert, als daß es zu bewältigen wäre.	Mitarbeit herstellen zwischen meiner Energie und meiner Umwelt. Akzeptieren und lieben Sie sich und andere.
Einwärts	Überkompensierung oder zu starke Fokussierung.	Wenn ich Entspannung in mir zulasse, kann ich nach außen besser sehen.
Auswärts	Keine Perspektive. Sichtreibenlassen.	Ich stehe in meinem Zentrum und das Erkennen von Einzelheiten fällt mir leicht.

Augenbefund oder »Problem«	*Mögliche Ursache*	*Aufgabe*
Ein seh-schwaches Auge	Ansichten werden zögernd angenommen oder ausgedrückt. Energie wird abgeschaltet. Der Wahrheit wird ausgewichen; Verneinung.	Unsere Augen werden besser sehen in dem Maße wie wir lernen, Erfahrungen im Leben als Lernprozeß zu verarbeiten.
Hornhaut-schäden	Blockierung der eigenen Stärke. Angst vor Verlust der eigenen Stärke. Schmerz erkennen.	Wir müssen lernen, etwas anzunehmen, um in einem energieschwachen Zustand etwas ändern zu können.

Nutzen Sie die Zeit, wenn Sie Auto fahren, zu Fuß unterwegs sind, in einer Schlange anstehen oder bevor Sie einschlafen, um sich alle Bereiche Ihrer Augen als gesund und energiegeladen vorzustellen. Formulieren Sie Affirmationen über das, was Sie sehen möchten.

Sie könnten zum Beispiel sagen: »In den nächsten drei Wochen steigere ich meine Sehschärfe um 10%.« Trauen Sie sich etwas zu – träumen Sie, malen Sie sich aus, was Sie möchten, seien es gesunde Augen, weniger überanstrengte Augen, weniger Abhängigkeit von der Brille, eine neue Stelle, ein herrlicher Urlaub oder bessere Sehfitneß. Lassen Sie das innere Auge als eine Kraft wirken, die das physische Auge in die gewünschte Richtung lenken kann.

8. Ereignisse, Erfahrungen und Entscheidungen: ihr Einfluß auf das Sehen

Kehren wir wieder nach Afrika zurück. Stellen Sie sich vor, Sie seien ein Dschungelbewohner. Ihre visuelle Welt besteht aus einem Umkreis von fünf Meilen um Ihre Hütte. Seit Ihrer Kindheit spielt die Frage des Überlebens eine entscheidende Rolle in Ihrer Erziehung. Sie lernen, sich behende zu bewegen und wilden Tieren gegenüber richtig zu verhalten, seien es giftige Schlangen, hungrige Löwen oder Wild, das zur Nahrungsbeschaffung zu erlegen ist. Ihrem Auge bietet sich ein sehr vereinfachtes Bild von der Welt; es besteht aus dem Dschungel, Familienmitgliedern und Ihrem Zuhause. Ähnlich unkompliziert ist Ihr Denken und Ihr geistiges Auge. Sie empfinden Ihre Familie und Ihren Lebensraum als friedlich und ohne Angst.

Eines Tages wandern Sie am Waldrand entlang und kommen plötzlich an einen Ort, den Sie noch nie gesehen haben – ein vollkommen neuer Anblick für Ihre Augen. Menschen, deren Körper in Kleider gehüllt sind, fahren Jeeps und tragen Gewehre. Ihre Augen übermitteln dem Geist neue Informationen. Diese neuen Wahrnehmungen werden im Kontext früherer Erfahrungen verarbeitet. Wie sehen Sie zum Beispiel ein Gewehr? Da Sie keinerlei Erfahrung damit haben, werden Sie es ganz unbefangen betrachten. Die potentielle Gefahr, die von ihm ausgeht, entzieht sich Ihrer visuellen Erfahrung. Sie haben daher keine Angst. Wenn Sie dann sehen, wie jemand durch ein Gewehr verletzt wird, wird eine visuelle Angstreaktion aktiviert. Bei jedem späteren Anblick der Waffe sehen Sie das Gewehr durch die Filter der Angst und Gefahr.

Ich weiß natürlich, daß die meisten unter Ihnen nicht in einem entlegenen Dschungel aufgewachsen sind. Sie hatten in Ihrem Leben weit mehr Ereignisse zu verkraften, die Angstreaktionen hervorgerufen haben könnten. Ich will damit sagen, daß sie Dinge gesehen haben, über die Ihr inneres Auge aus einem Überlebensinstinkt heraus Entscheidungen zu Ihrem Schutz getroffen hat. Sie sehen die Welt nicht wie jener Afrikaner, denn Sie sind ständig mit Krisen und Streßfaktoren konfrontiert, wie Kriegen, Gewalt im Fernsehen, Entführungen, Umstrukturierung der Familie, Großstadtleben, finanziellen Schwierigkeiten, Leistungsdruck in der Schule, Alkohol, Drogen, AIDS, vermißten Kindern, drohender atomarer Zerstörung – die Liste ließe sich fortsetzen. Es überrascht daher nicht, daß das körperliche Auge sich den Empfindungen des inneren Auges schließlich anpaßt. Es gibt so vieles in unserer Welt, was wir lieber nicht sehen würden.

Um zu verstehen, wie das innere Auge das Sehen beeinflussen kann, müssen wir uns erst etwas eingehender damit befassen, wie das innere Auge arbeitet. Vom Augenblick unserer Entstehung im Mutterleib an, schon bevor unsere Augen »sehen«, werden im Körper- und Hirngewebe Informationen über Ereignisse gespeichert. Nimmt die werdende Mutter zum Beispiel bestimmte Nahrungsmittel zu sich, registriert der Körper des Ungeborenen dieses Ereignis über eine Erfahrung. Nimmt die Mutter zuviel Zukker zu sich, löst dies Empfindungen im Körper des Kindes aus; das innere Auge registriert diese Erfahrung und trifft eine Entscheidung darüber.

Nach der Geburt beginnt das Kind diese Ereignisse visuell einzufangen. Das innere Auge ist vergleichbar einem Videoband. In der Bibliothek des Gehirns sind die Daten aller Sinneserfahrungen gespeichert, d. h. all dessen, was wir gefühlt, gehört, gesagt und gesehen haben. Wir können davon ausgehen, daß wir mit sechs Monaten bereits eine Sehschärfe von 20/20 hatten; mit zwölf Monaten funktionierte auch das Zusammenspiel der Augen.

Stellen Sie sich einen Augenblick vor, Sie seien jetzt 14 Monate alt. Ihre Aufmerksamkeit ist auf die leuchtend orangeroten Flammen im Kamin gerichtet. Sie krabbeln zum Feuer hinüber und beginnen zu spielen. Das Vergnügen ist von kurzer Dauer, denn schon haben Sie sich die Finger verbrannt und fangen an zu weinen. Ihr inneres Auge registriert diese Schmerzerfahrung im Zusammenhang mit Rot und Orange. Sie kommen zu dem Schluß, daß Rot und Orange mit Schmerz und Weinen verbunden sind.

Später sehen Sie ein Papier in knalligem Rot und Orange. Aufgrund Ihrer früheren Erfahrung weichen Sie zurück und wollen es nicht anfassen. Bleibt die Reaktion auf rote und orangefarbene Gegenstände weiterhin bestehen, lernen die Muskeln und Strukturen der Augen ebenfalls, mit Angst zu reagieren. Die Augen werden eng, der Blick ist angespannt. Weil das innere Auge zu dem Schluß gekommen ist, daß Rot und Orange brennend heiß sind, signalisiert es den Augen, daß Gefahr droht.

Sie können das sehr gut beobachten, wenn Sie sich die Augen und den Gesichtsausdruck von Menschen auf Video-Aufnahmen ansehen. Bestimmte sondierende Fragen rufen Erinnerungen an bestürzende Erlebnisse aus der Vergangenheit wach. Werden Augen und Gesicht dabei auf Videoband aufgenommen, ist die Anspannung und Angst am Gebärdenspiel deutlich zu erkennen. Es ist, als würde die Erinnerung an das frühere Ereignis die Überlebensreaktion auslösen, als würden Sie in dem betreffenden Augenblick durch die Filter jener früher getroffenen Entscheidung sehen. Im Mienenspiel der Augen und des Gesichts spiegelt sich dies wider.

Mit dieser Hypothese vor Augen, und unter Berücksichtigung von Erbfaktoren, körperlichen Anlagen, Ernährungseinflüssen und Milieufaktoren, die das Sehvermögen vielleicht ebenfalls beeinträchtigt haben, können Sie nun beginnen, die Ereignisse Ihres Lebens vor Ihrem inneren Auge vorüberziehen zu lassen und näher zu betrachten. Haben diese Ereignisse vielleicht Eindrücke hinterlassen und Empfindungen ausgelöst, auf die Ihr jetziges Sehvermögen zurückzuführen ist? Ein paar aufschlußreiche Fallstudien sollen diese Entwicklung veranschaulichen.

Nancy war 43 Jahre alt. Das erste große Ereignis ihres Lebens, an das sie sich erinnerte, war der Umzug von der Stadt auf eine Farm, als sie drei Jahre alt war. Ihre Mutter hatte ihre Karriere aufgegeben, um sich ganz der Familie und ihren häuslichen Pflichten zu widmen. Sechs Monate später wurde Nancys jüngerer Bruder geboren. Es entwickelte sich sofort ein enges Band zwischen ihrem Bruder und der Mama.

Im Laufe der folgenden zwei Jahre sah Nancy ihre Mutter immer unglücklicher darüber werden, weil sie ihren Traum, Konzertpianistin zu werden, aufgegeben hatte. Als Nancy in die Schule kam, ergab eine Routineuntersuchung, daß ihre Augen vollkommen in Ordnung waren. Nancy konnte sehen, wie ihre Mutter zunehmend unglücklicher wurde.

Im ersten Schuljahr war Nancy ein richtig wildes Kind. Ihr Vater fing sogar an, sie Billy zu nennen. Im zweiten Schuljahr »brauchte« sie nun ihre erste Brille.

Zwischen ihrem 8. und 14. Lebensjahr litt Nancy immer mehr darunter, daß Bruder und Mutter einander so eng verbunden waren. Es gab dauernd Streit zwischen den Geschwistern. Sie fühlte sich zurückgesetzt und fing an sich zu fragen, ob Männern überhaupt zu trauen sei.

Als Nancy zwölf war, äußerte ihre Mutter den Wunsch, den Vater zu verlassen. Diese familiäre Veränderung brachte Nancy völlig durcheinander und führte zu verzerrten Vorstellungen über Beziehungen zwischen Mann und Frau. In dieser Zeit bekam sie immer stärkere Brillen verschrieben. Mit 25 heiratete Nancy einen Mann, den die Mutter ablehnte, und so ergab es sich, daß sie ihre Mutter in den darauffolgenden 13 Jahren nur zweimal wiedersah. Mit 42 sah Nancy auf dem linken Auge sehr viel »verschwommener« als auf dem rechten.

Als ich Nancy kennenlernte, war sie eine ängstliche, in sich gekehrte, verstörte Frau. Im Laufe unserer ersten Sitzungen brachte sie die obigen Ereignisse, Erfahrungen und inneren Entscheidungen mit der Art und Weise, wie sie das Leben ihrer Eltern gesehen hatte, in Zusammenhang: Ihre Kurzsichtigkeit hatte sich parallel zu diesen Ereignissen entwickelt!

Sie hatte ihre Eltern, besonders ihre Mutter, als unbefriedigt, unerfüllt gesehen. Nancy wurde klar, daß dieses innere Bild sie geprägt hatte – sie lebte allein und fühlte sich einsam.

Nach ein paar Wochen fing Nancy an, ihr Leben selbst in die Hand zu nehmen. Sie setzte sich neue Ziele, träumte jetzt viel und ließ neue Bilder vor ihrem geistigen Auge entstehen. Sie machte Fitneßübungen für die Augen und trug Fitneßgläser. Nancy hatte erkannt, daß sie mit ihren früheren Anschauungen (aus der Kindheit) nicht weiterkam; sie mußte Alternativen aufgreifen, mußte Entscheidungen treffen, die ihrem Alter von 42 angemessen waren.

Mit Nancys Entschluß zu Veränderungen besserte sich auch ihr Sehvermögen allmählich. Am Anfang waren die Fortschritte flüchtig und unzuverlässig. Später dauerten die Augenblicke scharfen Sehens minutenlang an. Manchmal schnellte ihre Sehschärfe mit Fitneßbrille auf 95% hoch, dann wieder, wenn sie sich zu sehr in der Vergangenheit verstrickte, fiel sie auf 70% ab. Nancys Augen sind eine perfekte Methapher über den Zusammenhang von innerem und äußerem Sehen. Nancy ist jetzt dabei, ihre visuelle Fitneß weiterzuentwickeln, unterstützt durch verschiedene Aktivitäten für ihr persönliches Wachstum.

Brenda hatte nie Augengläser gebraucht. Als sie 19 war, erkrankte ihr Bruder an Krebs und starb sechs Monate später. Drei Monate nach seinem Tod wurde Brenda für kurzsichtig befunden. Kurz darauf fing ihr rechtes Auge an, sich nach innen zu drehen. Sie trug getreulich ihre neue Brille in dem Glauben, die Augen würden sich nun bessern. Ihr Augenarzt empfahl ihr, das schielende Auge operieren zu lassen, aber Brenda wollte noch warten. Mit 21 nahm sie eine neue Stelle an, die sich als sehr anstrengend erwies. Nach acht Stunden Schreibtischarbeit war ihr rechtes Auge müde und drehte sich noch mehr nach innen.

Zwei Jahre später hörte Brenda von meinen Forschungsarbeiten und wollte gern daran teilnehmen. Es störte sie, wie sie sagte, daß ihre Arbeitskollegen sich über ihr »komisches« Auge lustig machten. Als erstes brachte ich sie dazu, Fitneß-Kontaktlinsen zu tragen (zu einer Brille war sie nicht zu bewegen). Nach zwei Monaten Sehfitneßübungen konnte sie hin und wieder kurze Zeit mit beiden Augen gleichzeitig sehen. Eines Tages, als sie gerade eine besonders knifflige neue Fitneßübung lernte, schrie Brenda ihre ganze Frustration heraus. Sie blickte zufällig zur Sehprobentafel hoch und stieß einen weiteren Schrei aus. Ihre Sehschärfe hatte sich um 40% gebessert! Brenda konsultierte dann eine Therapeutin, mit der ich im Rahmen meiner Untersuchungen zusammenarbeitete. Bei ihr lernte Brenda zu verstehen, wie stark sie sich eigentlich seit dem Tod ihres Bruders in sich zurückgezogen hatte.

Sie war introvertiert und schwierig geworden. Wieder vergingen sechs Monate. Brenda machte laufend Fortschritte; die Anzeichen mehrten sich, daß sie mit beiden Augen gleichzeitig sah, ihr Selbstbild besserte sich und sie wurde beruflich erfolgreicher. Allerdings nahm auch der Arbeitsdruck zu. Schließlich konnte sie es nicht mehr ertragen, wegen ihres Auges gehänselt zu werden, und stieg aus dem Sehtraining aus.

Ein Jahr später traf ich Brenda wieder. Sie hatte sich einer Operation unterzogen, um das rechte Auge »ausrichten« zu lassen. Unterstützt durch das Sehtraining arbeiteten beide Augen jetzt wieder sehr gut zusammen. Als wir uns verabschiedeten, sagte sie: »Und übrigens... nächsten Monat heirate ich!«

Wie bei Brenda und Nancy könnten sich auch bei Ihnen angstauslösende oder seelisch belastende Ereignisse aus früherer Zeit nachteilig auf ihre Sehkraft ausgewirkt haben. Schieben Sie die »Filter« beiseite, die Ihnen den Blick trüben. Die folgende Übung hilft Ihnen dabei. Suchen Sie sich einen ruhigen Platz, an dem Sie ungestört sind, und schließen Sie die Augen. Atmen Sie tief, entspannen Sie alle Körperpartien und lassen Sie dann die in Ihrer »Videothek« gespeicherten Erkenntnisse langsam an Ihrem geistigen Auge vorüberziehen. Das können Sie auch vor dem Schlafengehen tun, um durch Träume auf relevante Ereignisse aufmerksam zu werden. Suchen Sie nach positiven und negativen Erlebnissen. Identifizieren Sie, indem Sie Jahr für Jahr zurückgehen, Erfahrungen, die Angstreaktionen hervorgerufen haben könnten, und die Entscheidungen, die Ihr inneres Auge zu Ihrem Schutz getroffen hat. Blicken Sie besonders zurück bis in die Zeit, die ungefähr 12–18 Monate vor dem Zeitpunkt liegt, zu dem Sie Sehstörungen beobachtet oder eine Brille bekommen haben.

Nachdem Sie die Augen wieder langsam geöffnet haben, schreiben Sie alle diese Informationen auf. Überlegen Sie sich, welche Bedeutung dem, was sie gesehen haben, beizumessen ist. Wie hängen Ihre früheren Erlebnisse mit Ihrem heutigen Sehvermögen zusammen?

So, und nun sind Sie zu neuen Taten bereit. Nehmen Sie sich etwas Aufregendes vor und treffen Sie neue Entscheidungen für Ihre jetzige Lebenssituation. Machen Sie sich eine Liste mit Dingen, die Sie in Ihrer Freizeit, im Beruf, im Familienleben oder im Freundeskreis gern tun möchten. Suchen Sie sich Aktivitäten aus, die Ihnen Freude machen und befriedigend sind. Fordern Sie Ihre visuelle Fitneß öfters heraus, indem Sie keine Brille oder Kontaktlinsen tragen. Sollten Sie so nicht genügend sehen, dann tragen Sie Ihre Fitneßgläser. Hier einige Vorschläge:

- Rufen Sie Ihre Eltern an – sagen Sie ihnen, wie gern Sie sie haben.
- Nehmen Sie Kontakt mit einem alten Freund auf.
- Sehen Sie sich einen guten Film an.
- Gehen Sie Skilaufen.
- Machen Sie einen Segelkurs.
- Planen Sie einen tollen Urlaub.
- Schmökern Sie mal wieder in einem Buchladen.
- Gehen Sie tanzen.

Betrachten Sie alles, was Sie erleben oder erleben werden, als ein Geschenk. Sehen Sie sich jedes Erlebnis an und finden Sie heraus, was Sie daraus lernen können. Beobachten Sie auch, wie Ihre visuelle Fitneß reagiert, wenn Sie in neue Situationen kommen. Und vor allem vergessen Sie nicht, erst durch liebevolles Akzeptieren der Verschwommenheit wird eine Veränderung möglich.

9. Wie Angst und Ärger das Sehen beeinflussen

Wir haben in Kapitel 8 gesehen, daß Ereignisse, Erfahrungen und Entscheidungen unseres Lebens sich nachteilig auf unser Sehen auswirken können. Ich glaube, und andere Kollegen teilen meine Meinung, daß der starke Einfluß dieser Ereignisse stets auf Angst und unterdrückten Ärger zurückzuführen ist. Diese Gefühle werden nach unserer Auffassung zunächst mental im Gehirn gespeichert und später auch physisch im Körper. Wie eine Veränderung des Sehvermögens durch Angst und/oder Ärger zustande kommt, wurde mir eigentlich erst verständlich, als der Optometrist Robert Pepper mich 1976 auf die Idee brachte, mit Patienten auf einem großen Trampolin zu arbeiten.

Stellen wir uns einmal vor, Sie seien in Oregon und nähmen eine Trampolinstunde bei mir. Sie tragen bequeme Kleidung und nehmen die Brille oder Kontaktlinsen ab. In der Mitte eines großen Raums steht unter einer gewölbten Decke ein großes Trampolin. Sie klettern hoch und beginnen auf und ab zu hüpfen, während Sie mit vorgestreckten Armen kleine Kreisbewegungen ausführen. Darauf aufmerksam gemacht, wird Ihnen bewußt, daß Sie flach atmen. Sie merken auch, daß Ihre Augen wie festgeheftet auf einen bestimmten Punkt gerichtet sind. Augen-, Hals- und Schultermuskeln sind angespannt. In einer wirklichen Übungsstunde wären Sie in dieser neuen Situation vielleicht auch etwas ängstlich, hätten ein mulmiges Gefühl in der Brust- und Magengegend.

Es dauert aber nicht lange, bis Sie den Sprung auf dem Trampolin besser beherrschen, und dann werden Sie lockerer. Sie blicken sich um und stellen fest, daß Sie plötzlich besser sehen. Mit einem Lächeln auf dem Gesicht hören Sie die nächste Anweisung: »Jetzt auf das Gesäß fallen und dann auf die Knie!« Wieder spannt sich Ihr Körper. Die Vorstellung, auf das Gesäß zu fallen, jagt Ihnen Angst ein. Oder Sie wehren empört ab: »Sie sind ja verrückt, das kann ich nicht!« Sie werden höflich aufgefordert, Ihre abwehrende Haltung und Ihren Ärger zu beachten. Vielleicht glauben Sie es am Anfang noch nicht. Aber wenn Sie eine Videoaufnahme von der Trampolinstunde sehen könnten, wären Sie sicher überzeugt.

Die imaginäre Übung geht weiter und das Angst/Ärger-Verhalten wiederholt sich mit jeder neuen Anweisung:

> »Nun die Sprünge mitzählen von 1 bis 10 und bei 2 auf die Knie fallen, bei 8 auf das Gesäß.«

> »Dasselbe noch mal, aber bei 5 in die Hände klatschen und ›entspannen‹ sagen.«

> »Nun das Ganze rückwärts von 10 bis 1 und die Reihenfolge vertauschen – 2 wird zu 8, 8 zu 5 und 5 zu 2.«

Haben Sie bei unserer imaginären Trampolinstunde in irgendeiner Form Angst oder Ärger verspürt? Wenn ja, haben Sie erlebt, wie durch Überlastung des geistigen Auges Angst entsteht. Es ist die Angst vor dem Unbekannten, vor möglichem Versagen oder Zurückweisung. In den meisten Situationen des Lebens werden diese Angstvorstellungen, Angstgefühle und die daraus resultierende Muskelanspannung nicht bemerkt. Aber wenn wir ängstlich reagieren, wirkt sich das letztlich auch auf die Augenmuskeln aus. Die Muskeln können sich verkrampfen und hart werden. Das ist der Punkt, an dem das Sehen beeinträchtigt wird.

Eine wirkliche Trampolinstunde bietet die Möglichkeit, bewußt zu erleben, wie Gedanken und Gefühle den Körper beeinflussen, besonders die Augen. Anschließend können die Augen mit den Sehfitneßübungen in Kapitel 12 trainiert werden. An der Sehschärfe kann man später ablesen, welche Fortschritte erzielt wurden. Wenn Sie tatsächlich damit beschäftigt wären, auf und ab zu springen, gleichzeitig Übungen für das geistige Auge auszuführen und die verschiedenen Anweisungen zu beachten (bei 2 auf die Knie, jeden zweiten Sprung laut mitzählen, bei 5 in die Hände klatschen, bei 8 mit dem Gesäß aufkommen, das Atmen und Blinzeln nicht vergessen), würden Sie merken, daß Sie gar keine Zeit haben, an etwas anderes zu denken als an die Gegenwart. Hier und jetzt locker und gelöst sein, das ist die entscheidende Variable. Wenn Sie anfangen, an die Vergangenheit zu denken oder sich Sorgen über die Zukunft zu machen, wird der gegenwärtige Zustand des »Seins« gestört. Es gelingt dann nicht mehr, die Übung einwandfrei auszuführen. Mangelhafte Ausführung der Übung dient also als Feedback, ein Signal, das Ihnen stets anzeigt, wenn Sie die Gegenwart verlassen. Als Reaktion auf diese Störungen oder »Leistungseinbrüche« treten innere Ängste oder verdrängter Ärger zutage.

Jill, 16 Jahre alt, weitsichtig, sagte nach vier Stunden Arbeit auf einem Trampolin folgendes:

> »Ich bin überrascht, wie frustriert ich werde, wenn ich so einfache Dinge nicht kann wie auf und ab zu hüpfen oder ein Wort zu buchstabieren. Als Sie mich daran erinnerten, zu atmen und bewußt zu fühlen, was in mir vorgeht, mußte ich plötzlich herausschreien, so wie ich meine Mutter manchmal anschreien möchte. Nach dem Training fühlte ich mich erleichtert. Mein Körper und meine Augen waren entspannt. Ich konnte meine Augen besser zur Nase hin zentrieren und leichter lesen.

Aus klinischen Beobachtungen und persönlicher Erfahrung weiß ich, daß wir sehr viel Zeit damit verbringen, unser geistiges Auge in die Vergangenheit schweifen zu lassen, uns mit früheren Erlebnissen, Erfahrungen und Entscheidungen zu befassen. Wir haben ein Repertoire von Gründen entwickelt, warum wir so und nicht anders sind oder sehen. Es ist, als wollte das physische Auge jetzt sehen, in unserem jetzigen Alter, aber das geistige Auge lebt noch immer in Angst und Zorn über Entscheidungen, die wir in der Vergangenheit getroffen haben. Oder wir blicken sorgenvoll in die Zukunft, grübeln darüber nach, wie wir wohl zurechtkommen werden. Wie also können wir jetzt sehen? Der Prozeß, in der Gegenwart zu bleiben, wissend, wo wir herkommen und wo wir hinwollen, veranschaulicht den Zustand des »Seins«. Wenn Körper, Geist und Augenmuskeln entspannt sind, befinden wir uns mehr in der Gegenwart. Das geistige Auge auf die Gegenwart zu richten, kann uns helfen, die Sehschärfe und das Zusammenspiel der Augen zu verbessern sowie unsere Gedächtnis- und Leseleistung zu steigern.

Eine andere Möglichkeit, dies zu erreichen, ist das sogenannte »visuelle Mapping*, wie Robert Pepper es nennt. Beim visuellen Mapping entwickeln wir im Geist einen Plan, eine Strategie für das, was wir zu tun gedenken. Steht der Plan oder die Karte fertig vor dem geistigen Auge, kann das physikalische Sehen in entspannter Weise inszeniert werden. Nehmen Sie das Wort Louisiana. Stellen Sie sich vor, Sie sollten auf dem Trampolin springen und dieses Wort ohne visuelle Karte oder vorheriges Einstudieren buchstabieren. Wenn Sie nachdenken müssen, wie Louisiana buchstabiert wird, geht zuviel Energie ins Denken. Ihre Aufmerksamkeit wird vom »Sein« abgelenkt, vom Springen und Sehen. Sie sind dann nicht mehr imstande, das eigentliche Sehen entspannt zu beobachten.

Es ist also besser, wenn Sie sich vorher eine visuelle Karte anfertigen. Sie könnten auch überlegen, das Wort in drei Teile zu teilen: (1) LOU, (2) ISI, und (3) ANA. Nun stellen Sie sich mit geschlossenen Augen das Teilbild (1) vor, also LOU, und anschließend die Teilbilder (2) und (3). Sobald Sie ein klares Bild vor Ihrem geistigen Auge haben, stellen Sie sich wieder vor, Sie führten Ihre Sprünge auf dem Trampolin

* engl. für Kartenzeichnen, Kartographie

aus. Nun stellen Sie sich erst das Teilbild (2) vor, dann (1) und zuletzt (3). Wie flexibel sind Sie, die drei Teilbilder im Geist zu manipulieren? Beobachten Sie, ob Sie sich anstrengen, um die Bilder zu sehen. Machen Sie ähnliche Vorstellungsübungen mit Gegenständen aus Ihrem täglichen Umfeld, entweder ohne Brille oder mit Ihren Fitneßgläsern. Auch die Sehprobentafel (Kapitel 12) bietet sich für solche Übungen an. Nutzen Sie das visuelle Mapping, um nach und nach klare Bilder vor Ihrem geistigen Auge entstehen zu lassen. Stellen Sie sich zum Beispiel das Geschäft vor, in dem Sie so gerne Obst und Gemüse einkaufen. Nehmen Sie an, Ihr Kühlschrank sei leer, und gehen Sie dann im Geist durch die Gänge, um aus der Fülle des Angebots auszuwählen: saftige Äpfel, rote Tomaten, grünen Sellerie und orangefarbige Karotten. Sehen Sie sich auch die abgepackten Waren mit den Preisschildern an. Eine andere Möglichkeit wäre eine Verkehrssituation: Sie fahren im Geist die Autobahn entlang und stellen sich klar und deutlich das Schild für Ihre Ausfahrt vor. Welche Farbe hat es? Welche Form? Wie weit ist es entfernt und wie groß ist es? Ähnlich machen Sie es mit den Sehprobentafeln. Lassen Sie das innere Bild ohne Anstrengung entstehen; betrachten Sie die Ränder der Buchstaben, sehen Sie sich die weißen Felder an und rufen Sie sich die Anordnung und Reihenfolge der Buchstaben in Erinnerung. Nutzen Sie das visuelle Mapping, um Ihr Vorstellungsvermögen zu verbessern. Das gibt Vertrauen in Ihr jetziges Sehen. Angst- und Ärgerreaktionen haben so keine Chance, sich in Ihre Gegenwart einzuschleichen. Sie bleiben im Jetzt, im Zustand des »Seins«.

Bei der Suche nach Erkenntnissen, wie Angst und Ärger mit dem Sehvermögen zusammenhängen, stoßen wir früher oder später auf die faszinierende Forschung über multiple Persönlichkeiten. Wissenschaftler haben festgestellt, daß Menschen mit gespaltener Persönlichkeit für jede ihrer Persönlichkeiten eine andere Brille brauchen. Das heißt also, daß das Sehvermögen des betreffenden Menschen in jedem einzelnen Persönlichkeitszustand anders ist.

Sie könnten die Fitneßgläser als Mittel betrachten, durch das Sie in einen anderen »Persönlichkeitszustand« versetzt werden. Die leichte Unschärfe (16,4%) kann mitunter frustrierend sein und sogar verdrängte Angst oder Ärger aufkommen lassen. Vielleicht haben Sie manchmal das Gefühl, nicht Sie selbst zu sein, eine andere Person zu sein. Meine Patienten berichten mir, daß diese Art des Sehens es ihnen gestattet, Ereignisse und Erlebnisse aus der Vergangenheit wachzurufen. Viele dieser Ereignisse waren in Angst begründet. Hier ein Beispiel:

George war zwölf, als er miterlebte, wie sein Bruder von einem Auto überfahren und getötet wurde. Dieser Vorfall quälte ihn. Ungefähr zwölf Monate nach dem Unfall ergaben Messungen, daß er kurzsichtig war. Mit 25 nahm George ein Sehtraining auf.

Die Sehfitneßübungen führten zunächst zur Entspannung der Augenmuskeln. Später merkte George, daß er nach schwerer körperlicher Arbeit, wenn die Anstrengung vorüber war, Momente scharfen Sehens erlebte.

In dieser Zeit kam seine Angst vor Unfällen und

sein Zorn auf den Fahrer, der den Tod seines Bruders verursacht hatte, wieder an die Oberfläche. Die alten Gefühle wurden wieder aufgewühlt. Heute kann George legal ohne Brille Auto fahren und hat nach und nach lernen können, den Tod seines Bruders auch als Tor zur Wandlung für sich zu begreifen.

Das Auflösen von verdrängter Angst und unterdrücktem Ärger wirkt sich in der Tat positiv auf das Sehvermögen aus. In diesem Stadium des Sehtrainings ist Unterstützung durch eine ausgebildete Person von größter Bedeutung. Berater, Psychologen, Psychiater, Psychotherapeuten, Sehtherapeuten, Bates-Lehrer, Sehlehrer und Rebirthing-Therapeuten sind gute Quellen, aus denen Sie schöpfen können (siehe Informationsquellen). Auch ein Freund oder eine Freundin kann Hilfestellung geben. Führen Sie Tagebuch über alle Gefühle, Gedanken, Träume oder Erfolge, die Sie haben. Diese Aufzeichnungen dokumentieren später Ihre Fortschritte.
Wie sagt Gerald Jampolsky doch so treffend in seinem Buch LIEBEN HEISST DIE ANGST VERLIEREN:

»Sehen ist liebevolles Wahrnehmen.«

10. Rechtes Auge, linkes Auge

> »Das Auge ist wunderbar;
> zu dumm, daß es zwei sind!«

Viele Patienten und ihre Augenärzte vermuten eine harmonische Zusammenarbeit der Augen, wenn auf jeder Fovea ein scharfes Bild entworfen wird. Meiner Erfahrung nach trifft das aber nur auf Menschen wie unsere afrikanischen Ureinwohner zu, die ihre Augen in mannigfaltiger Weise einsetzen, wenn sie durch den Dschungel streifen. Sobald wir angespannt arbeiten und zentral (foveal) sehen, also das linke Hirn mehr beanspruchen, ist die Koordination der beiden Augen mit erheblichem Streß verbunden. Wir gebrauchen oft unsere Augen wie jene Dschungelbewohner. In den folgenden Sehfitneßübungen werden wir bemerken, daß jedes Auge seine eigene Art zu sehen hat.

In der chinesischen Medizin wird die rechte Seite des Körpers als expressiv, nach außen gerichtet, verstanden (Zuständigkeit des linken Hirns), während die linke Seite mehr empfangend ist (Zuständigkeit des rechten Hirns). Führen wir dieses Konzept einen Schritt weiter, können wir uns das rechte Auge (ich denke es mir als Kanal) als nach außen orientiert vorstellen, als Erweiterung unseres Selbst, also auch unseres Sehens, in die Welt hinaus. Das linke Auge empfängt optische Informationen von der Welt. Als Teilbeweis zu diesem Themenkomplex sei an die bekannte Tatsache erinnert, daß die beiden Seiten des Gesichts, auch die beiden Augen, nicht exakt gleich sind. Meine intensive Beschäftigung mit Augen und Gesichtern auf Videoaufnahmen hat mir geholfen, meinen Patienten ein besseres Verständnis über die dynamische Beziehung zwischen rechtem und linkem Auge zu vermitteln.

Fügen wir hier eine kleine Übung ein. Nehmen Sie Ihre Kontaktlinsen heraus oder die Brille ab. Sehen Sie zum Fenster hinaus und betrachten Sie einen weit entfernten Gegenstand, auch wenn er unscharf erscheint. Lassen Sie beide Augen offen und decken Sie nun erst das eine, dann das andere Auge ab. Wiederholen Sie das, bis Sie feststellen können, ob Sie durch einen Kanal mehr sehen als durch den anderen. Fangen Sie an, sich die Augen als energieführenden Kanal zu denken – als käme aus dem rechten Auge ein Laserstrahl heraus und durch das linke einer herein. Beachten Sie, ob Sie das eine Auge in Gedanken als gut oder schlecht einstufen. Lösen Sie sich von solchen Bewertungen. Vielleicht können Sie sich das »stärkere Auge« als den besser sehenden Augenkanal vorstellen und das andere als jenen Kanal, der gerade lernt, wieder besser zu sehen. Diese neue Betrachtungsweise wird dem geistigen Auge eine große Hilfe sein.

Mittlerweile haben Sie sicher herausgefunden, ob Sie mit beiden Augen gleich oder verschieden sehen. Im Falle unterschiedlicher Wahrnehmung können Sie nun nach den möglichen Ursachen oder Gründen suchen, weshalb Sie durch den einen Kanal weniger scharf sehen als durch den anderen.

Ein paar weitere Überlegungen werden hilfreich

sein. Wenn der linke Kanal mit dem rechten Hirn verbunden ist, könnte es dann sein – im Rahmen der chinesischen Medizin gedacht –, daß das linke Auge das weibliche Auge ist? Wenn es so ist, sagt die Art und Weise, wie Sie Ihr linkes Auge gebrauchen, etwas darüber aus, wie Sie Ihre Kreativität sehen, über ihre Gefühle, Ihre Fähigkeit zu empfangen (Liebe), Ihre Vorstellungskraft und über das Verhältnis zu Ihrer weiblichen Seite. Das Gegenteil würde für das rechte Auge gelten. Wie Sie durch das rechte Auge sehen, könnte darauf hinweisen, wie Sie Ihrer Persönlichkeit Ausdruck verleihen und Ihre logischen, analytischen, intellektualisierenden und verbalen Fähigkeiten einschätzen.

Sollten diese Verknüpfungen tatsächlich existieren, hätten sie ungeahnte Konsequenzen. Was würde zum Beispiel geschehen, wenn Sie Ihren besser sehenden Kanal ein paar Stunden am Tag abdecken würden? Würde sich die Angst und der Ärger manifestieren, über die wir in Kapitel 9 sprachen? Könnte sich das Verhältnis von Sehen und Wahrnehmen ausbalancieren? Und wenn sich die visuelle Fitneß eines Auges verbessern würde, würden sich die Qualitäten der mit ihm verbundenen Gehirnhälfte ebenfalls verändern? Oder wäre es umgekehrt – würde die Entwicklung der Qualitäten einer Gehirnhälfte dazu führen, daß sich die Sehkraft des ihr zugeordneten Auges verbessert? Es könnte sein, daß wir erst anders denken müssen, bevor es möglich wird, die Leistungsfähigkeit des Auges auf der physischen Ebene zu verändern.

Beth war mit 32 Jahren eine erfolgreiche Anwäl-
tin. Im Laufe ihres intensiven vierjährigen Jura-
studiums, das sie mit 29 erfolgreich abschloß,
fiel ihr eines Tages auf, daß sie auf einem Auge
unscharf sah. Sie hatte schon seit sechs Jahren
eine Brille, trug sie aber nur, wenn sie ins Kino
ging oder nachts Auto fuhr. Ein Besuch bei ihrem Augenarzt ergab, daß der Astigmatismus
(die Hornhautverkrümmung) ihres linken Auges sich verstärkt hatte. Sie bekam eine Brille
zum ständigen Gebrauch verordnet.
Einige Jahre später, als Beth zu mir kam, hatte
sich der Zustand des Auges weiter verschlim-
mert. Aus der Erkenntnis heraus, daß Astigmatismus eine Verzerrung der einen oder anderen
Art darstellt, half ich Beth dabei, das innere
Bild, das sie von ihrer Weiblichkeit hatte, näher
zu betrachten. Während ihres Studiums an der
Rechtsakademie war sie in einer Klasse von 40
Studierenden eine von nur drei Frauen gewesen. Beth meinte, sie sei in jenen Jahren in die
maskuline Rolle eines Anwalts hineingedrängt
worden. Wie sich zeigte, hatte sie nie ein richtiges Vorbild gehabt, an dem sie sich hätte orientieren können, um eine sicher auftretende Frau
zu werden. Statt dessen hatte sie sich ein Beispiel an ihren männlichen Studienkollegen genommen. Hinzu kam, daß ihre sexuelle Neigung
lesbisch war. Auch in dieser Rolle sah sie sich
als »Mann«.
Bei ihrem Sehtraining benutzte Beth eine
Klappe auf dem rechten Auge. So lernte sie
durch den linken Sehkanal zu empfangen, und

erkundete die Möglichkeiten, ihre Persönlichkeit auszudrücken und ihre weiblichen Eigen-
schaften zur Geltung zu bringen. Mit der Zeit
verbesserte sich die Sehschärfe ihres linken Auges auf einen Wert, wie er im Alter von 29 gewesen war. Das Sehtraining verhalf ihr dazu, nicht
mehr ständig eine Brille tragen zu müssen. Ihre
Beziehung wurde besser und sie fühlte sich ausgeglichener, wie sie mir sagte.

Führen wir den Gedanken der geschlechtlichen visuellen Orientierung noch etwas weiter. Das Vorbild
für männliches Verhalten ist in unserer Gesellschaft
der aggressive, rationale, intellektuelle, klare Kom-
munikator (Beanspruchung des linken Hirns). Wenn
Sie nun Ihr unmittelbares Vorbild, nämlich Ihren
Vater, nicht akzeptieren oder verdrängen, könnte es
dann nicht sein, daß sich dies als Sehverschlechterung des rechten Auges äußert? Das linke Auge
würde den weiblichen Aspekt widerspiegeln – Ihr
inneres Bild von Ihrer Mutter und Ihren weiblichen
Standpunkt.
Nun verstehen Sie sicher, wie wichtig es ist, daß
beide Augen zusammenarbeiten. Der Grad der Ko-
operation beider Augen, gemessen an ihrer visuellen
Fitneß, wäre so gesehen ein Ausdruck der erreichten
Balance von männlichen und weiblichen Anteilen in
Ihnen.

Angela war fünf, als sie mich zum erstenmal mit
ihrer Mutter aufsuchte. Der Vater hatte die beiden verlassen, als Angela zwei war. Mit drei Jahren fing das rechte Auge an, sich nach innen zu

drehen. Die ärztliche Diagnose lautete Seh-
schwäche kompliziert durch Weitsichtigkeit.
Eine Brille sorgte für eine kosmetische Ausrich-
tung der Augen, aber nach ein paar Wochen
schielte das rechte Auge noch mehr, wenn Angela die Brille abnahm. Das ging ein Jahr lang so
weiter. Angelas Mutter war besorgt, weil die natürliche Sehkraft ihrer Tochter immer schlechter zu werden schien, je länger sie eine Brille
trug.

Mein Befund bestätigte das, und so bestellte ich
für Angela Fitneßgläser von nur ⅓ der normalen
Brillenstärke. Mit Hilfe fortgeschrittener Sehübungen (siehe Kapitel 12) lernte Angela die Fovea beider Augen ständig zu aktivieren. Das ge-
lang ihr mit den Fitneßgläsern auf eine Entfernung von drei Fuß (rund einem m) und ohne
Gläser auf 13 Zoll (33 cm) Abstand.

In den folgenden zwei Jahren kamen Angela
und ihre Mutter regelmäßig zu mir. Wir deckten
in dieser Zeit tiefen Groll gegen den Vater auf,
weil er sie verlassen hatte. Auch hatte Angela
wenig männliche Vorbilder, die ihr hätten helfen können, ihre maskuline Seite auszudrücken,
und so hatte sie gelernt, diesen Aspekt ihrer Persönlichkeit zu unterdrücken. Ihr stilles, schüch-
ternes und ängstliches Verhalten spiegelte diese
Unausgewogenheit wider.

Ausgerüstet mit dieser Erkenntnis, wurde Angela nun von Mutter, Lehrern und Freunden unterstützt, diesen Aspekt ihrer Persönlichkeit zu
entwickeln. Auch die Sehfitneßübungen wurden fortgeführt. Als Angela sieben wurde,

konnte sie ohne Brille mit beiden Augen auf alle Entfernungen sehen. Das rechte Auge schielte nur noch ganz selten. Sie brachte in der Schule gute Leistungen und ging immer mehr aus sich heraus. Ihre Mutter erzählte mir, Angela sei wesentlich ausgeglichener.

Und was können Sie selbst tun, damit Ihre Augen besser zusammenarbeiten? Sie könnten mit Ihrem Arzt/Optometristen über eine Augenklappe für das besser sehende Auge sprechen. (Lesen Sie aber erst den Abschnitt über Augenklappen in Kapitel 12 durch!) Sie können auch ein provisorisches Klebeband auf das Fitneßglas des betreffenden Auges kleben. Die optimale Abdeckdauer beträgt nach meinen Untersuchungen vier Stunden. Es versteht sich von selbst, daß die Klappe natürlich nicht in lebensgefährlichen Situationen getragen werden darf.
Tragen Sie sie am Anfang nur zu Hause, beim Geschirrspülen, Lesen und ähnlichen Beschäftigungen. Später können Sie sich dann hinauswagen. Machen Sie einen Spaziergang im Park. Viele meiner Patienten haben mit der Klappe auf dem mehr sehenden Auge ihre sportlichen Fertigkeiten getestet, wie Bälle fangen und dergleichen. Auch wenn Ihre Sehleistung 100% beträgt, können Sie die Augenklappe vorteilhaft nutzen, um je nach Wunsch die eine oder andere Gehirnhälfte zu stimulieren.
Andere haben die Idee der Fitneß-Augenklappe in ihre Karriere eingebaut:

Sylvia, 44 Jahre alt, ist Pianistin. Sie hat eine freie Sehschärfe von 100%, bevorzugt aber beim

Sehen das rechte Auge. Sie bevorzugt beim Klavierspielen auch die rechte Hand. Mit der linken Hand drückt sie oft zu leicht auf die Tasten.

Nachdem sie 21 Tage hintereinander täglich vier Stunden eine Klappe auf dem rechten Auge getragen hatte, veränderte sich ihr Klavierspiel deutlich. Sie konnte besser mit beiden Augen gleichzeitig sehen, und diese Harmonie übertrug sich auf ihre Finger und Hände. Sylvia benutzt die Klappe nach wie vor, sobald sie eine Unausgewogenheit bemerkt.

Wenn die Zeit vorüber ist, lösen Sie sachte, ohne Hast, die Augenklappe von dem zunächst noch geschlossenen Auge. Öffnen Sie dann ganz langsam dieses Auge und blinzeln Sie ein wenig. Das Licht wird Ihnen sehr hell erscheinen. Beachten Sie die Farben. Genießen Sie das beglückende Gefühl, wieder mit beiden Augen zu sehen. Ist Ihnen bewußt geworden, wie wertvoll die beiden Augen als Paar sind? Fühlen Sie sich jetzt mehr im Gleichgewicht? Die gesteigerte Sehfitneß wird sich im Beruf, beim Lesen und bei sportlicher Betätigung positiv bemerkbar machen. Überprüfen Sie noch einmal, wie Sie durch jedes einzelne Auge sehen; ist der Unterschied größer oder kleiner geworden? Wie fühlen Sie sich? Schreiben Sie alles auf, was Ihnen beim Tragen der Augenklappe an körperlichen oder emotionellen Reaktionen auffällt. Unterhalten Sie sich mit einer anderen Person über die Ergebnisse, die Sie erzielt haben.

»Deine beiden Augen sind wunderbar!«

11. Ganzheitliche Wahrnehmung

Eine gleichzeitige Verarbeitung von Seheindrücken in beiden Gehirnhälften bedeutet zugleich eine Balance des inneren Auges und sie schaltet uns für unser physisches Sehen ein. Es ist eine entspannte Verschmelzung des linken und rechten Augenkanals. Werden die Bildeindrücke mit dem ganzen Gehirn verarbeitet, so bedeutet das auf Ihrer persönlichen Ebene: Sie können sich selbst akzeptieren. Sie sehen die Vergangenheit als Vorbereitung auf Ihre jetzige Situation; Sie wissen, daß das, was Sie im Augenblick sehen, das an der Vergangenheit reflektierte Jetzt ist. Das, was sie morgen sehen wollen, wird durch das bestimmt, was Sie heute zulassen. Lernen Sie Ihre Perfektion richtig einzuschätzen und lassen Sie die Augen sehen!

In früheren Kapiteln hatten Sie Gelegenheit, wieder zu lernen, jedes Auge für sich zu gebrauchen. Auch die Sehschärfe haben Sie für jedes Auge einzeln überprüft. Als nächstes soll das Gehirn nun lernen, die Bildeindrücke beider Augen ohne Anstrengung zu vereinigen. Das ist die höchste Stufe der visuellen Fitneß. Es bedeutet die Bejahung des Männlichen und des Weiblichen in uns. Ganzheitliche Verarbeitung visueller Impulse – der Sehvorgang in seiner ganzen Komplexität – kann auf der geistigen wie auf der körperlichen Ebene erfolgen.

Körperliches Auge

Die folgenden Sehfitneßübungen werden Ihnen
nach und nach vermitteln, wie Sie fühlen und sehen,
wenn beide Augen als Team zusammenarbeiten.
Führen Sie alle Übungen in möglichst entspannter
Atmosphäre aus. Atmen, Blinzeln und Augenmus-
keldehnung sind nach wie vor wichtig. Mit anderen
Worten: »Bemühen« Sie sich nicht, die Übungen
auszuführen, sondern lassen Sie sich von den Übungen führen; erleben Sie einfach, wie es ist, wenn die
Augen als Team arbeiten. Haben Ihre Gedanken,
Ihre Körperhaltung, Tageszeit und die Korrekturgläser Einfluß darauf, wie Sie sehen? Nutzen Sie die
Sehfitneßübungen, um etwas über sich selbst und
Ihren Sehstil zu erfahren. Es gibt keinen richtigen
oder falschen Weg, die Übungen auszuführen. Die
Sehfitneßübungen sind ein Mittel, mit dem Sie her-
ausfinden können, wie es ist, wenn alle Seheindrücke mit dem ganzen Gehirn verarbeitet und
wahrgenommen werden.

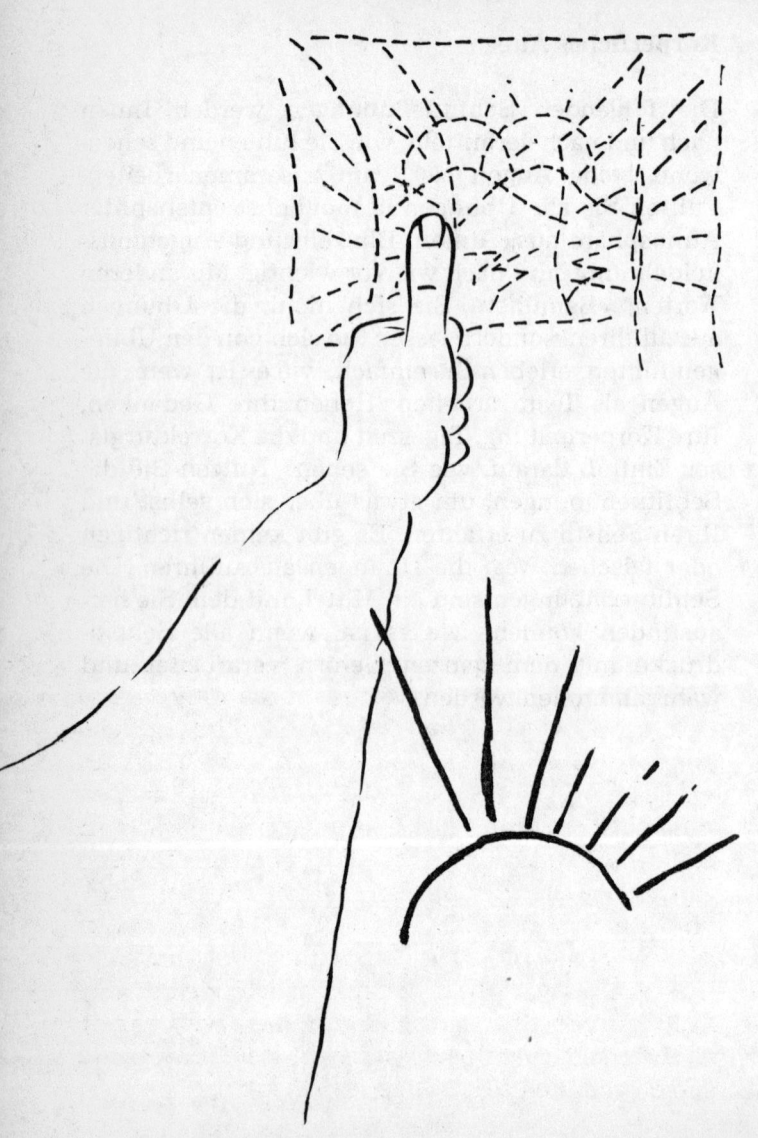

Daumen – Tor

Setzen Sie sich bequem auf einen Stuhl und lehnen Sie sich an. Tragen Sie entweder Ihre Fitneßgläser oder keine Brille. Halten Sie die Hand mit hochgestrecktem Daumen vor die Augen, etwas tiefer als die Sehlinie. Lassen Sie den Blick auf dem Daumen ruhen. Seien Sie sich Ihrer Atmung bewußt. Starren Sie den Daumen an? Blinzeln Sie, atmen Sie und achten Sie auf alles um den Daumen herum, während Sie diesen weiter ansehen. Die Augen stellen sich dabei auf Nähe ein (akkommodieren) und drehen sich einwärts (zentrieren), so daß sie auf den Daumen gerichtet sind. Der Daumen wird relativ scharf erscheinen (foveales Sehen), der Hintergrund verschwommen sein (retinales Sehen).

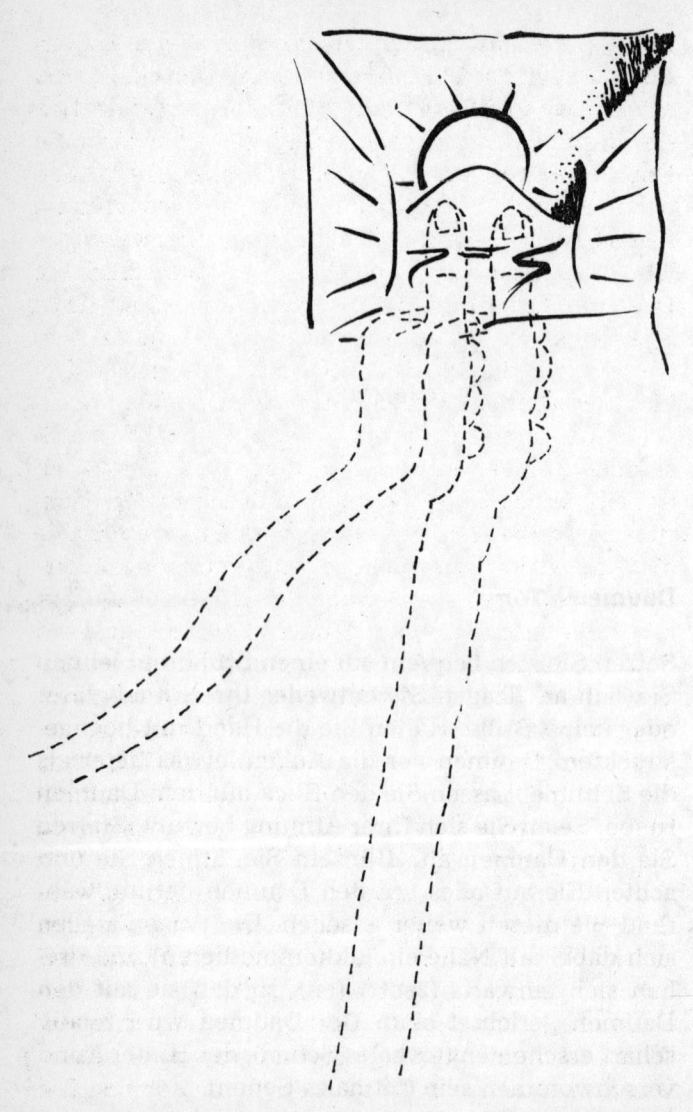

Blicken Sie nun auf ein Objekt in größerer Entfernung. Sehen Sie ein Doppelbild des Daumens, also zwei Daumen? Wenn nicht, blinzeln Sie und decken erst das eine, dann das andere Auge zu, bis Sie zwei Daumen sehen. Wenn Sie ein sehschwaches Auge haben, werden Sie vielleicht keine zwei Daumen erkennen. Das Gehirn hat dann möglicherweise gelernt, das Bild des einen Auges zu unterdrücken. Beachten Sie, ob beide Daumenbilder scharf sind: Das ist es, was Sie anstreben; es würde darauf hinweisen, daß die Seheindrücke mit dem ganzen Gehirn verarbeitet werden. Sind die Daumen unterschiedlich groß? Experimentieren Sie mit abwechselnder Nah/Ferneinstellung, indem Sie den Blick auf ein fernes Objekt richten und dann wieder zurück. Sind die Daumenbilder gleich groß, wenn Sie die Augen auf verschiedene Entfernungen einstellen? Und was geschieht, wenn Sie auf dem Auge, das den schärferen Daumen sieht, eine Klappe tragen? Sind die Daumen verschieden groß, wenn beide Augen wieder geöffnet sind? Wie sehen Sie die Daumen, wenn Sie tief ein- und ausatmen, aufrecht stehen, liegen oder auf einem Bein stehen? Beachten Sie, ob ein Daumen höher erscheint als der andere. Was geschieht, wenn Sie das linke Ohr zur linken Schulter führen? Ja, die Kopfhaltung hat Einfluß darauf, wie gut der Input von beiden Augen vom Gehirn akzeptiert wird. Wenn Sie im Bett lesen oder auf der Seite liegen, nimmt die beidäugige Sehfitneß ab. Das heißt, die Verarbeitung der visuellen Impulse im Gehirn wird weniger effektiv sein können. Wenn es Ihnen gelingt, ein Bild von zwei relativ scharfen Daumen aufrechtzuerhalten, nehmen Sie ein Buch in die Hand. Bringen Sie Ihren Daumen auf die halbe Distanz zwischen Buchseite und Augen. Sehen Sie die gedruckte Seite an und führen Sie den Daumen beim Lesen immer in Blickrichtung mit. Wenn beide Augen benutzt (und zwei Daumen gesehen) werden, können Sie alle Wörter auf der gedruckten Seite sehen. Probieren Sie aus, was geschieht, wenn Sie ein Auge schließen. Sie werden feststellen, daß manche Wörter dann nicht mehr zu sehen sind, weil der verbleibende Daumen das Blickfeld teilweise blockiert. Lassen Sie den Daumen, der mit dem wahrnehmenden Auge gesehen wird, über die Wörter kommen, die Sie lesen. Denken Sie immer daran: Wenn beide Augen zusammenarbeiten, nehmen Sie zwei Daumen wahr. Verschwindet einer der Daumen, dann blinzeln Sie, atmen tief durch und lassen den Blick in die Ferne schweifen, um zu sehen, ob der »verschwundene« Daumen wieder auftaucht. Fahren Sie fort zu blinzeln und zu atmen und decken Sie zwischendurch die Augen mit den Handtellern zu.

Wenn Sie nicht entspannt bleiben und sich anstrengen, werden Sie vielleicht beobachten, daß einer der Daumen verschwindet bzw. daß der verbleibende Daumen die Wörter, die Sie lesen möchten, verdeckt. Die Verarbeitung der visuellen Reize verschiebt sich dann auf die rechte oder linke Gehirnhälfte. Anders gesagt, dieses Ungleichgewicht kommt dadurch zustande, daß das Gehirn das Bild des einen Auges nicht mehr akzeptiert.

Überprüfen Sie an arbeitsreichen Tagen hin und wieder mit dem Daumen-Tor, ob die Seheindrücke noch vom ganzen Gehirn verarbeitet werden. Atmen, Blinzeln und Palmieren sind geeignete Maßnahmen, um die ganzheitliche Verarbeitung der visuellen Impulse aufrechtzuerhalten.

Das Kreise-Spiel

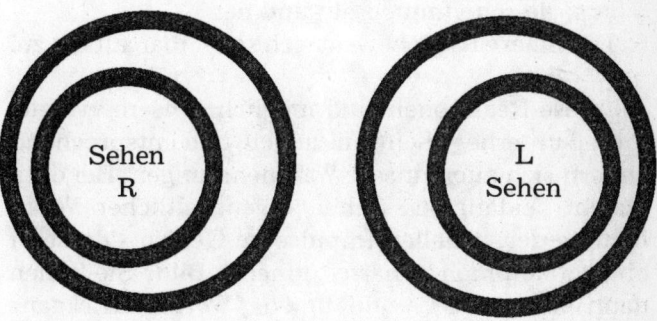

Rufen Sie sich in Erinnerung, wie es ist, wenn Sie
die Augen in Schielstellung bringen. Halten Sie dieses Buch hoch und bringen Sie die Kreise im Abstand von ungefähr 40 cm vor die Augen. Schielen
Sie nun ganz leicht, bis Sie drei Kreise sehen. Möglicherweise sind sie ziemlich unscharf. Atmen Sie
ruhig und kreuzen Sie die Augen etwas mehr, dann
etwas weniger. Nimmt die Unschärfe zu oder ab?
Wiederholen Sie diesen Vorgang; vielleicht blicken
Sie zwischendurch in die Ferne und wieder zurück,
bis das mittlere Bild scharf erscheint. Was sehen
Sie?
Sie könnten das mittlere Bild folgendermaßen sehen:

1. Einen äußeren und einen inneren Kreis
2. Auch das Wort SEHEN
3. Oder SEHEN, aber einige Buchstaben verschwinden oder laufen ineinander.
4. Das Wort SEHEN mit einem L oben und einem R unten; sie befinden sich auf einer Geraden.
5. Das L und das R bewegen sich aus der Mitte heraus; sie schwimmen hin und her.
6. Der innere Kreis bewegt sich scheinbar auf Sie zu.

All diese Reaktionen sind möglich. Unsere visuelle Fitneß unterliegt Schwankungen, und entsprechend ändern sich auch unsere Wahrnehmungen. Bei optimalem beidäugigen Sehen – ganzheitlicher Verarbeitung der visuellen Impulse im Gehirn – entsteht ein vollkommen scharfes inneres Bild. Sie sehen dann ein stabiles L und R und das Wort SEHEN ganz klar. Die Buchstaben bewegen sich nicht. Sie können in die Ferne blicken, dann wieder zurück und sehen noch immer drei Bilder.
Wenn Sie diese Phase des Schielens beherrschen, können Sie die Übung in umgekehrter Weise ausführen. Dieses Mal blicken Sie weit in die Ferne und führen das Bild von unten heran, so daß es sich unterhalb der Sehlinie befindet. Vielleicht sind Sie versucht, die Kreise anzusehen, aber das sollen Sie nicht; Ihre Aufmerksamkeit bleibt in die Ferne gerichtet. Es kommt dann ein Punkt, an dem Sie drei Kreise wahrnehmen. Beantworten Sie die Fragen wie zuvor und beobachten Sie, wie sich Ihre Sehfitneß und Wahrnehmung im Laufe der Zeit verändert. Die Bedeutung dieser Sehübung liegt darin, daß die Einwärtswender (die Muskeln zum Zentrieren der

Augen) trainiert werden, partnerschaftlich mit dem Akkommodationsmuskel (Ziliarmuskel) zusammenzuarbeiten. Wenn die Einwärtswender nicht fit sind, besteht meist automatisch das Verlangen zu übermäßiger Akkommodation, was zur Entwicklung von Kurzsichtigkeit oder Astigmatismus führen kann.

Wie flexibel ist Ihr Sehvermögen? Gelingt es Ihnen auf Anhieb, durch Einwärtsschielen ein Bild von drei Kreisen hervorzubringen und dieses dann auch zu sehen, wenn Sie in die Ferne blicken? Führen Sie die beiden Varianten der Übung abwechselnd aus. Vergessen Sie das Blinzeln und Atmen nicht, gähnen Sie zwischendurch und dehnen Sie auch die Augenmuskeln. Decken Sie nach fünf oder zehn Minuten Spieldauer die Augen mit den Handtellern ab.

Das innere Auge

Das nächstbeste zu einem Trampolin ist ein Minitrampolin. Wenn Sie die Möglichkeit haben, diese Sprunggeräte zu benützen, führen Sie die in Kapitel 9 erwähnten Übungen aus. Sie fördern die Entwicklung des inneren Sehens. Selbstverständlich verzichten wir beim Springen darauf, uns auf die Knie und das Gesäß fallen zu lassen. Dazu ist die Fläche zu klein!

Pfeilspiel

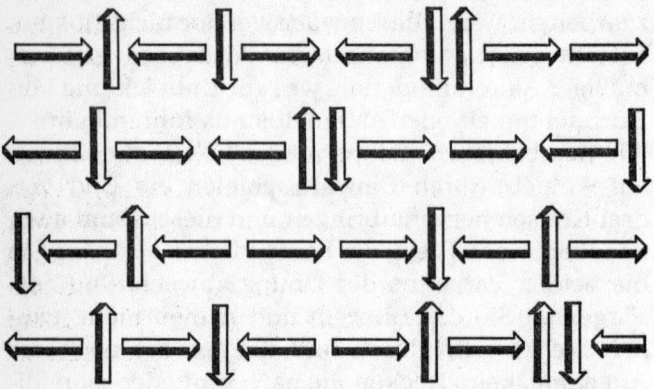

Fertigen Sie sich von der Karte PFEILSPIEL eine große Kopie an und hängen Sie sie an die Wand. Stellen oder setzen Sie sich ohne Augengläser vor die Karte; wählen Sie die Entfernung so, daß Sie die Pfeilrichtung gerade noch erkennen können. Sie befinden sich dann in der »Unschärfezone«, wie ich es nenne. Bei manchen unter Ihnen wird das eine Distanz von 25 cm oder weniger sein, während andere in einer Entfernung von 3 – 6 m vor der Karte stehen. Wenn Sie die Übung im Stand ausführen, achten Sie darauf, daß Sie sicher auf beiden Füßen stehen, ohne das Gewicht auf eine Seite zu verlagern. Atmen Sie dreimal tief ein und aus.

1. Schritt: Beginnen Sie in der oberen linken Ecke und rufen Sie nacheinander die Richtung der einzelnen Pfeile aus. Bewegen Sie die Arme? Halten Sie den Kopf ruhig? Ist Ihr Rhythmus gleichmä-

ßig? Atmen Sie bewußt? Müssen Sie sich anstrengen, um den Pfeil zu sehen? Haben Sie den Kopf oder Hals vorgestreckt? BITTE BEACHTEN: Beantworten Sie die obigen Fragen bei jedem der folgenden Schritte.

2. Schritt: Rufen Sie nun die Richtung aus und zeigen Sie sie gleichzeitig mit den Armen an. Gehen Sie diesmal umgekehrt vor, von rechts nach links.

3. Schritt: Zeigen Sie mit der rechten Hand die Pfeilrichtung nach rechts an, mit der linken Hand nach links. Pfeil nach oben mit der rechten Hand, nach unten mit der linken Hand.

4. Schritt: Wiederholen Sie Schritt drei, aber machen Sie alles umgekehrt. (Rechts mit der linken Hand anzeigen, links mit der rechten etc.)

5. Schritt: Stellen Sie sich im Geist vor, jeder Pfeil habe sich entgegen dem Uhrzeigersinn um ¼ Drehung gedreht. Sagen Sie die Richtung laut an, aber ohne sie mit den Armen oder Händen anzuzeigen. Beobachten Sie, ob sich Ihr Rhythmus ändert. Lassen Sie später einen Freund oder jemanden aus der Familie in die Hände klatschen und rufen Sie bei jedem Klatschen die Richtung des gedrehten Pfeils aus. Beachten Sie, wie sich das Klatschen auswirkt – können Sie mithalten oder kommen Sie durcheinander?

6. Schritt: Wiederholen Sie Schritt 5, aber zeigen Sie nun mit den Händen in die Richtung, die Sie ansagen.

7. Schritt: Wiederholen Sie Schritt 5, aber zeigen Sie nun mit den Händen in die Richtung, in die der Pfeil tatsächlich zeigt. Schreiben Sie auf, was Sie spüren oder fühlen. Wie reagieren Sie? Kommen Sie durcheinander, geben Sie auf oder betrachten Sie die Übung einfach als Herausforderung?

Die Pfeilkarte ist besonders hilfreich für Kinder und Erwachsene, die Lernschwächen haben oder Legastheniker sind. Die Übungen aktivieren das ganze Gehirn, und Sie lernen besser mit Überbelastungen fertigzuwerden. Mit jedem neuen Schritt, den Sie lernen, werden mehr Nerven stimuliert. Es ist nicht ungewöhnlich, daß meine Patienten nach einer solchen Übung über Kopfweh klagen. Ich erinnere mich an ein junges Mädchen, das nach der Pfeilübung sagte, sie habe das Gefühl, die rechte Seite ihres Kopfes brenne wie Feuer. (Sollten Sie ähnliche Empfindungen beobachten, decken Sie die Augen mit den Handtellern zu und brechen die Übung ab.) Je mehr Sie loslassen und annehmen können, um so höher wird das Niveau der ganzheitlichen Verarbeitung der visuellen Impulse im Gehirn sein. Jetzt haben Sie die Chance, das Analysieren für eine Weile zu lassen. Vertrauen Sie Ihrem inneren Auge und Ihrer Intuition. Lassen Sie die Übung einfach unbeschwert ablaufen. Betrachten Sie Sehübungen als schöne Abwechslung, wann immer Sie das Bedürfnis haben, dem Alltagstrott zu entfliehen. Verweilen Sie mindestens fünf Minuten bei den Übungen, aber nicht mehr als eine Stunde. Das Ergebnis wird Sie erfreuen, denn Sie werden in der Lage sein, effizienter zu arbeiten, sich klarer ausdrücken, bei sportlichen Aktivitäten geschickter sein, weniger überanstrengte Augen haben und Ihre Brille öfter beiseite legen. Wo sonst im täglichen Leben können Sie das Gehirn in ähnlicher Weise »ganz« beanspruchen?

Genießen Sie Ihr neues Sehen!

Vierter Teil

Besser sehen

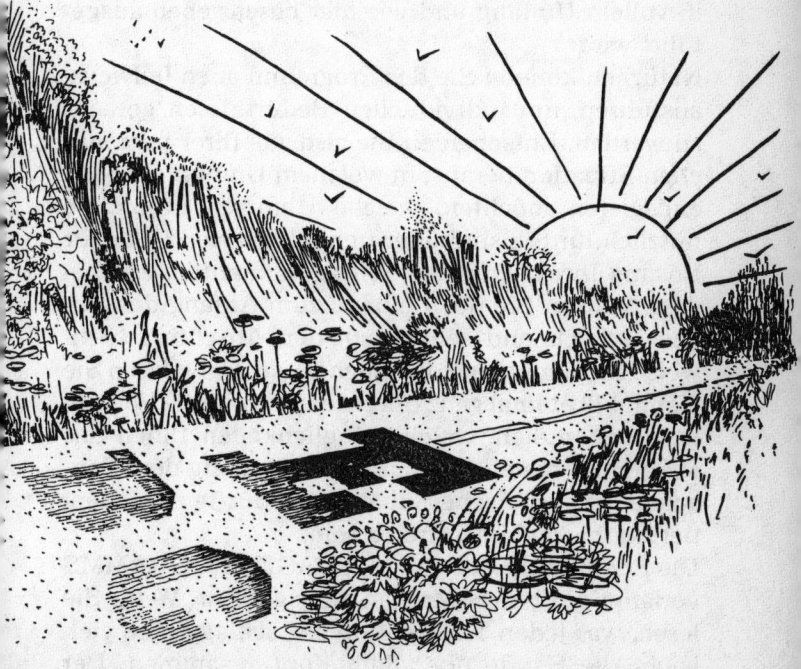

12. Verbesserung der Sehkraft
in 21 Tagen

Einführung

Das folgende 21-TAGE-PROGRAMM zur Sehverbesserung wurde ursprünglich als klinische Studie
erarbeitet. (Eine Zusammenfassung der Untersuchungen finden Sie im Anhang.) Die einzelnen Komponenten wirken synergetisch, wenn das Programm
in vollem Umfang und wie hier beschrieben ausgeführt wird.
Natürlich können Sie das Programm auch teilweise
ausführen, um individuellen Bedürfnissen gerecht
zu werden. Entscheiden Sie also aus Ihrer persönlichen Situation heraus, in welchem Umfang Sie sich
engagieren möchten, welche Übungen besonders
nützlich für Sie sind oder in modifizierter Form zur
Lösung Ihres Problems beitragen könnten. Am besten blättern Sie noch einmal zum Anfang des Buches zurück und sehen sich den Abschnitt »Hinweise zur Benutzung des Buches« an. Dann lesen Sie
Kapitel 12 einmal ganz durch, damit Sie eine Vorstellung bekommen, welche Möglichkeiten Ihnen das
Programm bietet. Die Zusammenstellung der »Sehspiele für spezifische Situationen« dürfte zur Orientierung besonders hilfreich sein.
Die Ausführung des vollen 21-TAGE-PROGRAMMS
verlangt ein hohes Maß an Engagement. Wenn Sie
lesen, was jeden Tag »zu tun« ist, schlagen Sie vielleicht die Hände über dem Kopf zusammen. Der

Prozeß nimmt Sie voll in Anspruch! Bedenken Sie aber auch, daß die Aktivitäten dem Zweck dienen, neue, entspannte Sehgewohnheiten hervorzubringen.

Eine gewisse Gefahr liegt vielleicht darin, daß wir uns zu sehr anstrengen, das Programm auszuführen – und in die »Ohne Fleiß kein Preis«-Falle tappen. Das 21-TAGE-PROGRAMM ist in der Tat nach einem Fitneßmodell aufgebaut, aber wie Aerobic- und andere Fitneß-Experten in zunehmendem Maße erkennen, sind kurzzeitige Aktivitäten bei niedriger Belastung der Gesundheit zuträglicher als streßauslösende Dauerbelastungen hoher Intensität. Ähnlich fühlen auch Geist und Augen sich wohler, wenn sie bei den Spielen locker und entspannt sein dürfen. Das Sehen und der Gebrauch der Augenmuskeln findet dann auf natürliche und balancierte Weise statt.

Am besten betrachten Sie die tägliche Beschäftigung mit dem Sehen nicht als Augenübung sondern als Spiel. Die spielerische Betätigung stimuliert die rechte, für das Vergnügen zuständige Gehirnhälfte und regt so die Gesamthirnfunktion an.

Und weshalb dauert das Programm gerade 21 Tage? Nun, drei Wochen sind ungefähr die Zeitspanne, die wir benötigen, um uns neue Verhaltensweisen einzuprägen oder alte Gewohnheiten abzulegen. Unser Gehirn ist gewohnt, die Welt in einer bestimmten Weise zu sehen. Jetzt wird es systematisch aktiviert, um neue Sehfähigkeiten entwickeln zu können.

Das Programm ist in 21 Abschnitte unterteilt, mit Sehspielen und anderen Aktivitäten für jeden Tag. Der Prozeß ist systematisch aufgebaut. Jeder Tag bringt die visuelle und geistige Bewußtheit auf eine neue Ebene. Jede Woche markiert den Übergang zu einer neuen Dimension des Sehens hin zu mehr Balance.

Eines der wichtigsten Ergebnisse meiner Untersuchungen war die Erkenntnis, wie wertvoll Unterstützung für die Patienten in den drei Wochen war. Suchen Sie sich eine Person, die Ihnen Hilfestellung geben kann. Bitten Sie diese Person, die »Höhen« und »Tiefen« mit Ihnen zu erleben, Ihnen zuzuhören und Mut zuzusprechen, wenn Sie Enttäuschungen erleben, aber auch die »Erfolge« mit Ihnen zu feiern. Die unterstützende Person kann ein Berater, Augenarzt, eine Freundin, ein Freund, Ehegatte oder Therapeut sein.

Um es zu wiederholen: Mehr zu tun oder sich besonders anzustrengen, ist nicht unbedingt besser. Interesse, Aufmerksamkeit und Beständigkeit sind gefragt. Suchen Sie sich einen günstigen Zeitpunkt für Ihr dreiwöchiges Programm, damit Sie genügend Zeit haben, um die Sehspiele locker und entspannt anzugehen.

Überlegen Sie sich auch, in welchem Umfang Sie in das Programm einsteigen möchten, und bedenken Sie dabei, daß visuelle Fitneß sich entwickelt, wenn »Tun« und »Sein« im richtigen Verhältnis zueinander stehen. Richten Sie Ihr Augenmerk besonders auf jene Aktivitäten, die Entspannung, Ausgewogenheit und Fluß in Ihr Leben bringen. Nie sollten Sie ein schlechtes Gewissen haben, weil Sie dieses oder jenes nicht gemacht haben. Und wenn Sie sich bei solchen Gedanken ertappen, atmen Sie tief ein und aus, stecken Sie die Ziele etwas anders ab und modifizieren das Programm entsprechend. SPIELEND BESSER SEHEN ist Training ohne Mühe.

Lachen und Spielen, das macht Spaß!

Die Aktivitäten der 21 Tage

Bevor Sie sich in das 21tägige Abenteuer stürzen, sollten Sie wissen, welcher Mittel Sie sich bedienen können, um gestärkt daraus hervorzugehen. Das Programm zielt darauf hin, auf möglichst vielen Ebenen zur Sehverbesserung beizutragen. Zum Beispiel:

– Wenn Sie sich Ziele setzen, wird ein »Traum« zur »Vision« und rückt in »Sicht«, wird greifbar.
– Affirmationen, die Ihre persönlichen Ziele zum besseren Sehen ansprechen, können dazu beitragen, daß Sie sich innerlich auf diese Ziele einstellen.
– Eine Entspannungscassette kann die Gehirnwellenmuster balancieren und damit verknüpft die Wahrnehmung mit dem ganzen Gehirn aktivieren; Sie werden aufnahmebereit und können Ihr Denken in den tiefsten »Zellen« des Gehirns neu programmieren.
– Eine besser ausbalancierte Ernährung verändert die Qualität der Nährstoffe, die im Auge ankommen. Die Augenstrukturen erhalten Vitamine und Mineralstoffe in therapeutischen Mengen.
– Körperübungen in der Art aeroben Trainings oder mit ruhigen Bewegungen lösen muskuläre Verspannungen und fördern die Durchblutung.

- Der Aufenthalt in natürlichem Sonnenlicht ohne Brille oder Kontaktlinsen aktiviert jenen Teil des Gehirns, der für die Assimilierung natürlichen Lichts zuständig ist.
- Die einseitige Augenklappe verändert die Wahrnehmung durch ein Auge; die partielle Klappe für beide Augen schärft das Bewußtsein für das periphere Sehen und verbessert das Sehen ohne Korrektionsgläser.
- Spezifische Fitneßübungen für die Augen schärfen das Bewußtsein für die Augenstrukturen, vermindern Anspannung und Überanstrengung und verbessern die Sehfunktion sowie die Körperfunktion allgemein.
- Notizen über die beobachteten Reaktionen auf das tägliche Training liefern Feedback über die erzielten Fortschritte.

Diese Programmelemente werden in den folgenden Abschnitten noch genauer beschrieben. Verschaffen Sie sich zunächst einen Überblick, bevor Sie das Programm aufnehmen, damit Sie ein Gefühl dafür bekommen, worum es im einzelnen geht.

Manche Aktivitäten werden Ihnen einfach erscheinen, weil Sie den Prozeß kennen, andere stellen etwas höhere Anforderungen. Bleiben Sie realistisch, wenn Sie sich Ziele setzen. In der Regel ist es bei allen Aktivitäten ratsam, klein anzufangen und sich allmählich zu steigern.

Ziele klar abstecken

Wenn ich an Ziele denke, fällt mir der Unterschied zwischen Ziel und Zweck ein. Der Zweck ist das, was wir auf längere Sicht anstreben, ein Fernziel wie eine Reise nach China. Doch vor Antritt der Reise sind allerlei Vorbereitungen zu treffen, die wir als Teilziele betrachten können: Die Finanzierung ist zu planen, die Reise muß gebucht werden, es gilt zu entscheiden, wie wir reisen wollen, und wir werden uns auch Literatur besorgen, um etwas über Land und Leute nachzulesen.

Den Weg zu gutem Sehen betrachte ich ganz ähnlich. Träumen Sie zuerst, malen Sie sich aus, was Sie erreichen möchten, damit Sie eine klare Vorstellung davon bekommen. Vielleicht schwebt Ihnen vor, irgendwann ganz ohne Brille auszukommen oder den Sehtest fürs Autofahren ohne Brille zu bestehen.

Vielleicht fühlen Sie sich mit Brille auch ganz wohl, möchten aber besser sehen lernen, um mit schwächeren Gläsern auszukommen. Andere träumen von einer neuen Karriere, hätten gern weniger überanstrengte Augen, möchten ihre Kinder vor Sehschäden bewahren oder etwas tun, um körperlich fit zu werden.

Ich fasse gern diese Nahziele ins Auge – sehe gern ein Ergebnis! Denken Sie sich den Zweck Ihrer Bemühungen in Zusammenhang mit dem peripheren Sehen (mit der Retina und einer »Zukunftsvision«) und Ihre anderen Ziele – schnell erreichbare Ergebnisse – mit der fovealen »Sicht« (das, was Sie jetzt schon absehen können). Rufen Sie sich in Erinnerung, daß Ihr foveales Sehen (direktes Sehen) es Ihnen gestattet, gegenwärtige Aspekte Ihres Lebens zu erkennen. Die Retina (Überblick) ermöglicht es, das künftige Sehen oder mehr periphere Aspekte des Sehens zu beobachten. Alles, was wir im Leben erreichen wollen, beginnt damit, daß wir einen Zweck definieren und uns Ziele setzen. Hier ist Ihre Chance, diesen Prozeß zu beginnen, für Ihre Wunschbilder und Träume sowie für die schneller erreichbaren Ziele des Lebens.

Schreiben Sie zu Beginn des 21-TAGE-PROGRAMMS für die verschiedenen Lebensbereiche auf, was Sie auf lange Sicht anstreben und was Sie sich für die nächste Zeit vornehmen. Die Unterscheidung zwischen Karriere/Beruf und Arbeit soll all jenen eine Hilfe sein, die sich beruflich verändern möchten. Beziehungen und Finanzen habe ich mit einbezogen, weil viele meiner Patienten im Verlauf des Sehtrainings auch in diesen Bereichen Fortschritte erzielen konnten. Einen ausgefüllten Bogen habe ich im folgenden als Beispiel eingefügt, um Ihnen den Anfang zu erleichtern.

Fernziele und Nahziele

Karriere/Beruf
- *Ich sehe mich in einem helfenden Beruf.**
- *Ich möchte gern mit Menschen in anderen Ländern arbeiten.**
- *Ich wünsche mir einen Beruf im Pflege- oder Fürsorgebereich.**
- *Arbeits- und Studienprogramme im Ausland anfordern.***
- *Universität wegen Studienplan für Diplom anrufen.***

Arbeit
- *Jetzigen Job als Computerprogrammierer irgendwann aufgeben.**
- *Reisen, mit Menschen zusammen sein und genügend Geld verdienen.**
- *Kontakt mit dem Fotografen wegen Halbtagsstelle aufnehmen.***
- *Neuen Lebenslauf schreiben, fotografische Erfahrung einbauen.***

Beziehungen
- *Wieder heiraten.**
- *Noch ein Kind bekommen.**
- *Mehr nette Leute kennenlernen, neue Bekanntschaften schließen.***
- *Zweimal wöchentlich Bekannte anrufen.***
- *Liste anfertigen, wie ich mir eine Partnerschaft/ Beziehung vorstelle.***

* langfristig
** kurzfristig

Finanzen
– *Alle Schulden bezahlen.**
– *Genügend verdienen, um Lebensstandard zu halten.**
– *In den nächsten drei Wochen neuen Vertrag abschließen, um Autokredit zu bekommen.***
– *Die fotografische Arbeit so einteilen, daß × Mark für Lebensunterhalt dazukommen.***
– *Finanzielle Unterstützung für Studium sicherstellen.***

Augen
– *Von der Brille vollkommen unabhängig werden.**
– *Sehvermögen so weit verbessern, daß ich drei Stunden lesen kann, ohne zu ermüden.**
– *Das linke Auge in Ordnung bringen, damit es mit dem rechten harmoniert.**
– *Die roten Augen loswerden, ohne Augentropfen zu verwenden.***
– *Meine Abhängigkeit von der Brille in drei Wochen um 40% reduzieren.***
– *Das 21-TAGE-PROGRAMM ausführen, damit die Augen bei Computerarbeit nicht mehr überanstrengt werden.***

Vision/Traum
– *In den nächsten zwei Jahren eine Reise unternehmen.**
– *In den nächsten sechs Monaten eine Partnerschaft/Beziehung aufbauen.**
– *Schneller lesen lernen.**
– *In spätestens zwei Monaten öfter ausspannen.**

– *In zwei Monaten die Fotos in eine Ausstellung* , *bringen.***
– *In drei Wochen will ich mich ohne Brille »sehen«.***
– *Hätte gern drei neue Bekannte; bis nächsten Monat überlegen, wie sie sein sollen.***

Ernährung/Essen

– *Strenger Vegetarier werden.**
– *Meinen eigenen Bio-Gemüsegarten haben.**
– *Mahlzeiten nach makrobiotischen Grundsätzen zubereiten.**
– *21 Tage lang auf rotes Fleisch, Truthahn und roten Fisch verzichten.***
– *Einen Monat lang keine Milchprodukte essen.***
– *Drei Wochen lang zu jeder Mahlzeit frisches Gemüse essen.***
– *Während des 21-TAGE-PROGRAMMS auf Alkohol und Zigaretten verzichten.***

Körperübungen

– *Einen Marathon laufen.**
– *Jeden Tag Körperübungen machen.**
– *Etwas für die schlanke Linie tun und die Oberkörpermuskulatur kräftigen.**
– *Jeden zweiten Tag auf einem Trampolin joggen.***
– *Dreimal in der Woche 3 km zu Fuß gehen.***
– *Zweimal in der Woche 12 km radfahren.***

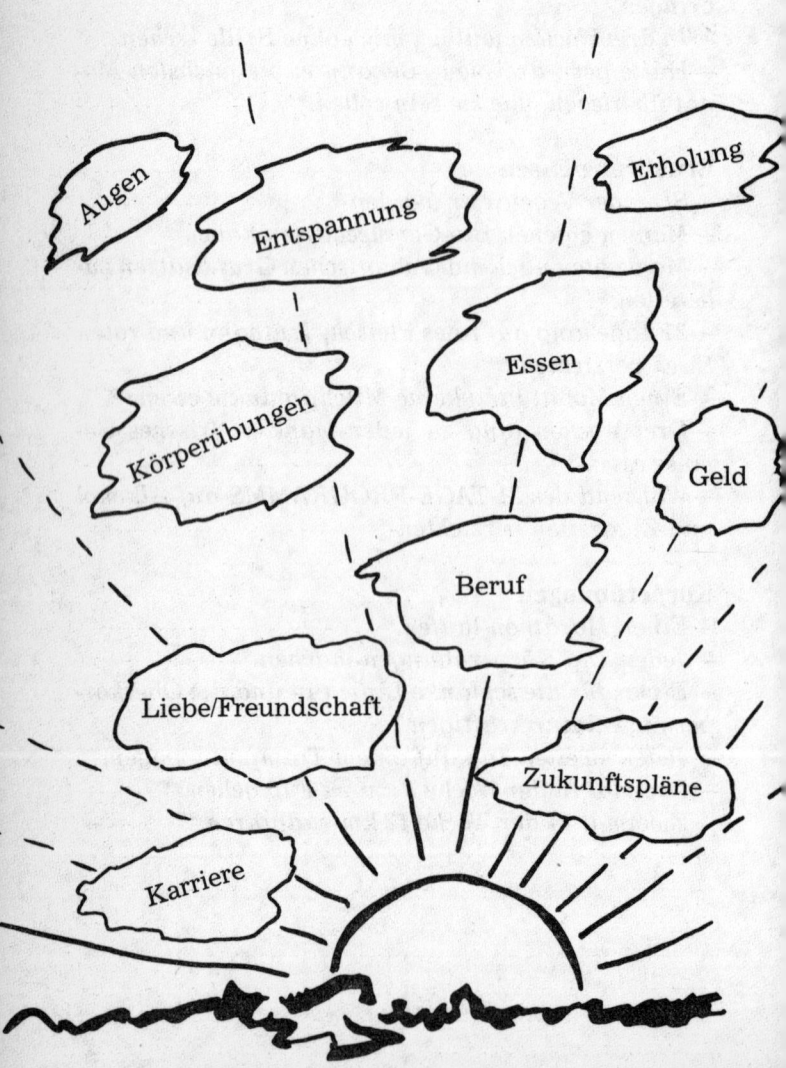

Fernziele und Nahziele

Karriere/Beruf

_____

_____

_____

_____

_____

_____

_____

_____

Arbeit

_____

_____

_____

_____

_____

_____

_____

_____

Beziehungen

_____

_____

_____

_____

_____

_____

_____

_____

Finanzen

_____
_____
_____
_____
_____
_____
_____
_____

Augen

_____
_____
_____
_____
_____
_____
_____
_____

Vision/Traum

_____
_____
_____
_____
_____
_____
_____
_____

Ernährung

_____
_____
_____
_____
_____
_____
_____
_____
_____
_____

Körperübungen

_____
_____
_____
_____
_____
_____
_____
_____
_____
_____

Positiv unterstützende Leitsätze (Affirmationen)

Eine Möglichkeit, Ihr Denken und Ihre innere Einstellung zu verändern, sind Affirmationen. Das sind positiv unterstützende Leitsätze, die gewöhnlich ausgesprochen oder niedergeschrieben werden. Vielleicht finden Sie die Übung am Anfang albern oder gar nutzlos. Machen Sie trotzdem mit – wir zielen darauf ab, die Affirmation so lange zu wiederholen, bis sich negatives Denken zu positivem wandelt.

Betrachten Sie die positiv unterstützenden Leitsätze als neue Software für die Hardware Gehirn. Als Reaktion auf die Affirmation wird Ihr Bewußtsein vielleicht erst »Nein!« sagen oder »Es ist verschwommen – ich sehe nichts!« Doch die neue Software wird auf dem »Silizium-Chip« des Unbewußten abgespeichert. Später werden die neuen Daten auch auf der Ebene des Bewußtseins registriert.

Ein Beispiel: Eine Patientin mit 20/80 Sehschärfe oder 58,5% Sehleistung sagt sich: »Nächsten Monat bestehe ich den Sehtest für meinen Führerschein!« Von innen kommt die Antwort: »Völlig unmöglich!« Nach wiederholter Bekräftigung fällt die Antwort schon anders aus: »Warum eigentlich nicht? Möglich ist alles!« Noch später sagt sie sich: »Ja, ich probiere es!« Die Beziehung zwischen Gehirn und innerem Auge hat sich verändert. Jetzt besteht die Möglichkeit, daß die Patientin ihr Ziel erreicht.

Stellen Sie sich unsere Sehprobentafel vor, wenn Sie Ihre Affirmationen aussprechen. Vermerken Sie die visuellen Antworten darauf mit + (Verbesserung), neutral (keine Veränderung) und – (schlechteres Sehen). Die Affirmationen mit positiver Wirkung auf das Sehen sind in den »Gehirnzellen« bereits als »positiv« verschlüsselt. Diese Bekräftigungen können Sie nun immer zur Sehverbesserung heranziehen, wenn Sie merken, daß die visuelle Unschärfe zunimmt, sei es ohne Brille oder mit Fitneßgäsern. Verwenden Sie aber auch jene Affirmationen weiter, die im Moment noch kein Ergebnis bringen oder sich negativ auswirken. Vielleicht sperrt sich Ihr Unterbewußtsein gegen die Botschaft, die hier übermittelt werden soll. Das ändert sich, wenn Sie die Leitsätze in das 21-TAGE-PROGRAMM einstreuen, und wird schließlich zu einer bejahenden Einstellung.

Es folgen einige positiv unterstützende Leitsätze, die Sie in den 21 Tagen verwenden können. Treffen Sie hier eine Auswahl oder finden Sie Ihre eigenen Affirmationen, achten Sie aber darauf, daß sich die Aussagen speziell auf ihre visuelle Situation und Ihre persönlichen Ziele beziehen. Sprechen Sie die Affirmationen im Laufe des Tages immer wieder aus, vielleicht bei den Sehspielen oder wenn Sie eine Augenklappe tragen, beim Fitneßtraining oder beim Zubereiten der Mahlzeiten.

- Ich erlaube mir, daß mein Wahrnehmen von Tag zu Tag wächst
- Ich verwende jede mir zur Verfügung stehende Möglichkeit, um meine Gläser in ihrer Stärke zu reduzieren
- Die Kraft meines Sehens nimmt zu
- Ich weiß, warum ich meine Wahrnehmung aufhalte

- Ich freue mich über die verbesserte Art meines Wahrnehmens
- Ich liebe es, Kontraste verschwimmen zu lassen und freue mich darüber
- Es macht mir Spaß, Kontraste verschwimmen zu lassen
- Ich liebe es, Verschwommenes in den Konturen wahrzunehmen und freue mich über die Wahrnehmung der Konturen
- Es erfüllt mich mit Freude, wie sich meine Wahrnehmung entwickelt
- Wahrnehmung ist auch der Lebensweg, den ich mir selbst kreiere
- Ich erkenne die Klarheit
- Mir werden die Schönheiten des Lebens bewußt
- Ich vergebe meine Eltern ihre Wahrnehmung
- Ich habe Klarheit über meine früheste Umgebung
- Wenn ich mir klar werde über meinen Weg ins Leben, bin ich frei
- Ich erlaube mir meine Wahrnehmung
- Ich habe meine Wahrnehmung im Blickpunkt des Sehens
- Ich bin mir meines Sehens bewußt auf der Ebene des Seins
- Ich bin im Gefühl mit der Klarheit, die mir möglich ist
- Ich liebe die Sanftheit in meiner Wahrnehmung
- Mein inneres Auge unterstützt mein äußeres Wahrnehmen
- Ich fühle meine Kraft und meine Augen heilen sich selbst
- Ich fühle mich sicher, auch wenn ich meine Gläser nicht trage

- Ich habe eine gesunde Wahrnehmung in meinem Sehen
- Ich experimentiere mit dem scharfen Sehen wie mit Seifenblasen, die mir ein anderes Sehen ermöglichen
- Ich nehme das Leben wahr und mein Sehen ist klar
- Ich fühle mich sicher, so wie ich wahrnehme
- Mein Sehen wird besser, ich nehme mich an und kann mir selbst vergeben
- Meine negativen Muster, die an meinem Sehen hängen, lösen sich
- Ich lebe meinen Anspruch in meiner Wahrnehmung so, daß ich mich noch wahrnehmen kann
- Meine Nahrung besteht nicht aus gutem Essen allein, auch tägliches Üben gehört zu meiner allgemeinen Hygiene
- So wie ich meine Wahrnehmung liebe, wächst die Wahrnehmung über meinen Körper
- Es ist einfach für mich, meine Wahrnehmung zu erkennen
- Ich gehe mit meinen Spannungen um, die meine Wahrnehmung trüben können
- Ich lasse die Spannungen, die mich hindern, die Schönheiten meiner Welt zu erkennen
- Ich sehe das Wissen und die Aufrichtigkeit im Leben
- Ich bin verbunden mit dem tiefen inneren Wunsch wahrzunehmen
- Die Barriere aus Angst und Wut fällt und ich erlebe die Realität besseren Sehens
- Ich bin dankbar für meine ausgewogene Wahrnehmung

- Ich nehme Dinge in der Welt wahr, die mich mit Wohlwollen erfüllen
- Ich brauche mich nicht mehr durch meine Gläser zu schützen
- Das Manifestieren meiner ausgewogenen Wahrnehmung bleibt bei mir, ohne daß ich mich anstrenge
- Ich bringe mein neues Bewußtsein durch meine Augen zum Ausdruck
- Mein Sehen in der Dämmerung erfüllt mich mit besonderer Freude
- Das Wahrnehmen der Farben mit meinem Sehen erfüllt mein Herz
- Die Freude über meinen Körper drückt sich in erweiterter Wahrnehmung aus
- Wenn mein Bewußtsein ausgeglichen ist, erweitert sich meine Wahrnehmung
- Durch Demut bekomme ich die Kraft, anderen Wahrnehmung, Licht und Liebe zu bringen

Geistig-körperliche Entspannung

Ein fester Bestandteil des 21-TAGE-PROGRAMMS ist das Erlernen geistiger und körperlicher Entspannung durch Autosuggestion. Geübten Patienten ist es gelungen, Augen und andere Körperpartien zu entspannen, indem sie mit ihnen redeten.
Die Augen lernen besonders schnell, sich zu entspannen. Wie bei jedem neuen Trainingsprogramm beginnen Sie auch diese Übung langsam und erweitern sie dann später durch andere Suggestionen.

Beginnen Sie vielleicht mit entspannender Musik.
Die Palette der Möglichkeiten spannt sich von ruhi-
gem Jazz über Barockmusik, klassische Musik bis
hin zu den »New Age«-Kompositionen für Klavier,
Flöte, Harfe oder elektronische Musik. Entschei-
dend ist, daß Sie geistig »abschalten«; dann entspannt sich auch der Körper und viele physiologi-
sche Prozesse wie Herzschlag und Atmung.

Diese Entspannung kommt letztlich auch den Augen zugute und erleichtert den Sehvorgang. Ziel bei
diesen Übungen ist es, soweit zu kommen, daß es
Ihnen gelingt, an einem hektischen Tag willentlich
einen entspannten Zustand herbeizuführen.

Während der Voruntersuchungen für dieses Buch
schrieb ich einen Text, aus dem später die Cassette
»Relax and See« entstand. Um die männlichen/weib-
lichen Anteile des rechten bzw. linken Auges anzure-
gen, ließ ich zwei Stimmen sprechen. Meine eigene
Stimme führt den Hörer auf eine entspannende
Reise, während gleichzeitig eine Frauenstimme Affirmationen zum Sehen spricht.

In klinischen Tests war die Wirkung frappierend.
Die meisten Testpersonen konnten das 26-Minuten-
Band nicht zu Ende hören, weil sie unweigerlich
einschliefen, im Durchschnitt nach etwa zwölf Minuten. Sie erlebten, wie sie berichteten, ein Gefühl tiefer Entspannung von Körper, Geist und Augen und
träumten in lebhaften Bildern.

Das scheint darauf hinzuweisen, daß das Unterbewußtsein die Suggestionen auch dann noch auf-
nimmt, wenn der Zuhörer bereits in die anfängli-
chen Schlafstadien eingetreten ist. Eine gewohn-
heitsmäßige Entspannung ergibt sich durch das

ständig wiederholte Abhören des Bandes über den Zeitraum von drei Wochen.

In jüngerer Zeit habe ich individuell gestaltete Cassetten* für meine Patienten hergestellt, basierend auf Antworten eines ausführlichen Fragebogens. Die Ergebnisse waren höchst ermutigend:

>>Ihre Stimme ist ganz erstaunlich... meine Augen sind meßbar stärker. Ich kann jetzt doppelt so weit sehen und kneife die Augen nicht mehr zusammen... Ich freue mich schon darauf, bald wieder eine schwächere Brille zu bekommen.<<

>>Die Cassette hat schnell Ergebnisse gebracht... mein linkes Auge ist nicht mehr verschwommen und müde... ich kann wieder ohne Anstrengung lesen.<<

Die Vorteile, die sich daraus ergeben, dem Unterbewußtsein positive Vorstellungen und Vorschläge zukommen zu lassen, sind natürlich nicht auf Entspannung begrenzt. Ich höre mir z.B. vor dem Einschlafen Cassetten an oder ich sage mir bestimmte positiv unterstützende Leitsätze. Solche Leitsätze könnten eine Anerkennung sein, die ich mir gebe, ein Gedanke, über den ich träumen möchte, oder die Formulierung einer Frage, auf die ich bei der Bewältigung von bestimmten Alltagsproblemen eine Antwort suche.

* Falls Sie diese oder andere Cassetten erwerben möchten, siehe »Produkte für das 21-TAGE-PROGRAMM«, Seite 267

Ernährung

Sie werden in den nächsten 21 Tagen eine Menge für
Ihre Augen und die visuelle Fitneß tun. Es ist deshalb ratsam, sich mit geeigneter Nahrung zu stärken.
Stellen Sie einen Kostplan auf und halten Sie sich
daran! (Ein paar nützliche Richtlinien finden Sie in
Kapitel 6, »Ernährung und Aerobic für die Augen«.)
Und sollten Sie der Versuchung »verbotener« Speisen nicht immer widerstehen können (aber auch,
wenn Sie nicht »sündigen«), nutzen Sie den Biofeedback-Mechanismus der Augen und beobachten Sie,
wie sich verschiedene Nahrungsmittel auf das Sehen
auswirken. Ganz gleich was Sie essen, Sie können
immer experimentieren, um neue Erkenntnisse über
die Bedürfnisse des Körpers zu gewinnen.
Vielleicht möchten Sie wissen, was die Testpersonen
in den 21 Tagen gegessen oder nicht gegessen haben,
damit Sie Ihre Kost ähnlich gestalten können. Sehen
Sie sich die folgende Zusammenfassung an.
Nahrungsmittel und Substanzen, auf die die Testpersonen in den 21 Tagen verzichteten:

– Alkoholische Getränke
– Dosenkonserven
– Eier
– Eiscreme
– Fettgebackenes
– Käse
– Koffeinhaltige Speisen und Getränke
– Medikamente (es sei denn unter ärztlicher Auf-
  sicht)
– Milch

- Obst
- Obstsäfte
- Rotes Fleisch
- Zigaretten
- Zuckerhaltige Artikel

Ernährungsvorschläge für die 21 Tage

- Ein Salat am Tag
- Täglich rohes/gedünstetes/kurz gekochtes Gemüse
- Kräutertee (Kamille) oder Bancha-Tee (Zweige)
- Ein Fastentag (sprechen Sie mit Ihrem Arzt). (Beim Fasten kann ausschließlich Wasser getrunken werden; eine Alternative sind Gemüse- oder Fruchtsäfte.)
- Gewürze wie in makrobiotischen Kochbüchern empfohlen (siehe Literaturangaben).
- Jeden zweiten Tag eine Portion Fisch oder Geflügel anstelle von rotem Fleisch (Vegetarier können entsprechende Bohnenzubereitungen verwenden).
- Tofu (Bohnenquark)/Mochi (süßer Reis)/Tempeh (aus Sojabohnen)
- Getreide wie Rundkorn-Naturreis, Hirse, Quinoa (Inkagetreide), Kascha (Buchweizengrütze), Basmati-Reis (indische Langkornsorte).
- Wurzelgemüse und Kürbisgewächse
- Natürliche Multivitamin/Mineralstoff-Ergänzung (Siehe Produkte für das 21-TAGE-PROGRAMM)

Körperliches Training

Wie Sie ja noch aus Kapitel 6 wissen, regen Körperübungen die Blutzirkulation an und verbessern auf
diese Weise auch die Nährstoffversorgung der Augen.
Ich lasse meine Patienten für die 21 Tage mindestens
eine sportliche Betätigung oder Bewegungsübung
auswählen. Hier einige Vorschläge:

– Aerobics
– Rucksacktouren
– Radfahren
– Stationäres Radfahren (Heimtrainer)
– Schnelles Tanzen
– Jogging
– Racquettball
– Rudern
– Schlittschuh- oder Rollschuhlaufen
– Skilaufen
– Langsames Tanzen
– Schwimmen
– Tai Chi
– Tennis
– Spaziergänge/Wandern
– Hanteltraining
– Windsurfing
– Joga

Natürliches Licht

In den meisten Büchern über die Anatomie des Auges wird erwähnt, daß 25% der von der Retina ausgehenden Sehnervenfasern von der Bahn, die zu den Sehbereichen des Gehirns führt, abzweigen. Man geht davon aus, daß diese Fasern, die das elektrische Äquivalent zum weißen Sonnenlicht leiten, zum Hypothalamus führen, einer Region des Zwischenhirns. Dieser »Hauptregulator« wirkt auf das Nervensystem des Körpers ein und reguliert die Funktion von Organen wie Hypophyse und Nebenniere. Auch ein erbsengroßes Organ, die Epiphyse oder Zirbeldrüse, die wir uns als primitives Auge oder unser »drittes Auge« denken, wird anscheinend vom vollspektralen weißen Licht, das den Hypothalamus durchquert, »geladen«. Diese Aufladung könnte ebenfalls für die Funktion des Nervensystems von Bedeutung sein und Einfluß auf unseren Gemütszustand sowie die Genauigkeit unserer Wahrnehmungen haben.

Demnach scheint das volle Spektrum des Sonnenlichts die Körperfunktionen auf einer bestimmten physiologischen Stufe aufrechtzuerhalten. Fehlt ein Teil des Lichtspektrums, muß das autonome Nervensystem den Mangel ausgleichen. Müdigkeit, Heißhunger auf Dinge, die uns nicht bekommen, Reizbarkeit und Veränderung der Stimmungslage können die Folge sein. Deshalb ist es so wichtig, daß Sie sich regelmäßig im Freien aufhalten (20 bis 30 Minuten am Tag), und zwar ohne Brille, Sonnenbrille oder Kontaktlinsen, die einen Teil des natürlichen Sonnenlichts fernhalten.

Bei schönem Wetter können Sie auch die Sehspiele im Freien ausführen. Blicken Sie niemals direkt in die Sonne, damit die Fovea (Sehgrube) nicht geschädigt wird, und vermeiden Sie grell reflektiertes Licht beim Lesen, damit die Augen nicht unnötig überanstrengt werden.

Augenklappen

Im Laufe der 21 Tage werden Sie zwei verschiedene Augenklappen tragen.

1. Woche/Einseitige Augenklappe
In der ersten Woche decken Sie das bevorzugte Auge ab (dasjenige, mit dem Sie durch ein Teleskop/ Schlüsselloch etc. schauen würden). Wenn Sie Ihre Brille tragen möchten, können Sie anstelle der Augenklappe ein Stück Papier/Klebeband hinter dem Brillenglas befestigen (siehe auch »Produkte für das 21-TAGE-PROGRAMM«).
Die optimale Abdeckzeit wäre täglich vier Stunden an einem Stück, aber es wird vielleicht einfacher sein, wenn Sie mit weniger anfangen und sich allmählich steigern, am ersten Tag zum Beispiel eine Stunde, am zweiten zwei und so weiter. Probieren Sie aus, wie Sie mit der Klappe zurechtkommen, entsprechend Ihrem Tagesablauf und dem Niveau Ihrer visuellen Fitneß.
Sie können die Augenklappe zum Beispiel beim Kochen tragen, bei sportlicher Betätigung (natürlich nur in ungefährlicher Umgebung – und nie beim Autofahren!), beim Fernsehen, Wäschewaschen, Le-

sen, wenn Sie am Schreibtisch oder am Computer arbeiten, beim Spazierengehen im Park, wenn Sie sich mit Freunden unterhalten und dergleichen mehr. Auch die Zeit, die Sie mit Sehspielen zubringen, könnte ein Teil der vier Stunden sein. (Beachten Sie spezielle Hinweise zum Tragen der Klappe in der Beschreibung der einzelnen Spiele.)

Die einseitige Augenklappe stimuliert Empfindungen und Erinnerungen. Es können körperliche oder auch emotionale Reaktionen auftreten. Notieren Sie diese Erfahrungen auf Ihrem Blatt mit den täglichen Zielen für besseres Sehen. Achten Sie bei Abdeckung des rechten Auges bitte darauf, ob sich Ihr Sprachbild ändert. Haben Sie das linke Auge abgedeckt, beobachten Sie, ob Sie schlechter hören oder verstehen, was andere sagen. Rufen Sie sich die Aktivitäten der rechten und linken Gehirnhälfte in Erinnerung, über die wir schon sprachen. Vielleicht werden Sie merken, daß »alles etwas langsamer geht«. Sie werden auch lernen, die Verschwommenheit weiter zu erforschen. Das ist ein sehr wichtiger Aspekt des Trainingsprozesses. Viele meiner Patienten sind dankbar dafür, daß Sie alles etwas bedächtiger tun und mehr vom Leben »sehen«.

Nehmen Sie die Klappe sehr langsam ab, wenn die Zeit um ist. Was geschieht, wenn Sie die Klappe nach längerem Tragen entfernen? Verändert sich Ihr körperliches oder emotionales Gleichgewicht? Genießen Sie das Licht, wenn die Klappe abgenommen ist.

Ich ermuntere meine Patienten übrigens dazu, ihre Klappen mit Aufklebern zu versehen. Denn wenn sie sich »in der Öffentlichkeit« zeigen, wollen die Leute wissen, was gespielt wird! Ich weiß das aus eigener Erfahrung und habe durch die Gespräche mit anderen eine Menge gelernt. Selbstverständlich können Sie sich auch in Ihre »Privatsphäre« zurückziehen.

2. Woche/Beidseitige Augenklappe

In der zweiten Woche legen Sie die einseitige Augenklappe beiseite und tragen statt ihrer eine Klappe, die beide Augen partiell abdeckt. Diese neue Klappe soll das Bewußtsein für das periphere Sehen (im Gegensatz zum zentralen Sehen) schärfen und auch zu schärferem Sehen ohne Korrekturgläser beitragen.

Zur Herstellung der beidseitigen Augenklappe

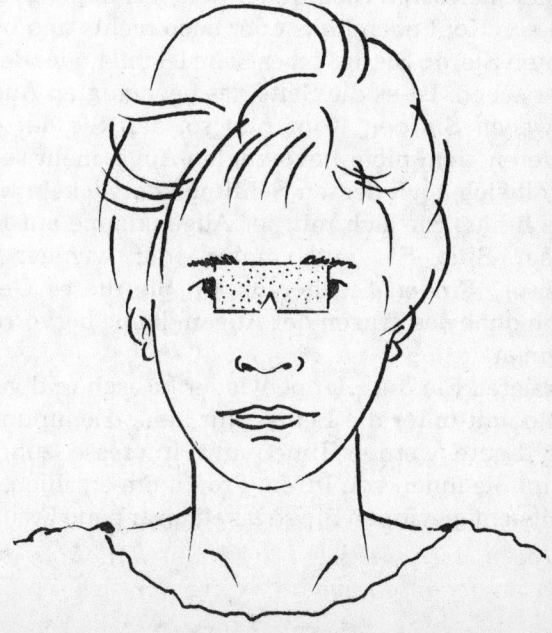

schneiden Sie aus steifem Kartonpapier (wie eine Visitenkarte) einen Streifen von 7,6 cm × 2,5 cm Größe zurecht. In der Mitte schneiden Sie eine Kerbe hinein, damit die Klappe auf die Nase paßt.

Tragen Sie die beidseitige Augenklappe in der zweiten Woche anstelle korrigierender Gläser täglich vier Stunden lang. (Ich kann es nur wiederholen: Tragen Sie die Klappe nur in ungefährlichen Situationen.) Die Zeit für die Sehspiele kann wieder auf die Gesamtzeit angerechnet werden; beachten Sie bitte die Hinweise in der Beschreibung der einzelnen Spiele. Neben den neuen Spielen, die diese Woche hinzukommen, wiederholen Sie auch die Spiele der ersten Woche mit der beidseitigen Augenklappe.

Experimentieren Sie mit der neuen Klappe. Drehen Sie den Kopf nach links oder nach rechts und beobachten Sie, ob Sie auf einer Seite leichter oder deutlicher sehen. Ist es die Seite des bevorzugten Auges? Bewegen Sie den Kopf nun so, daß Sie auf dem anderen, dem nicht bevorzugten Auge, mehr sehen, damit sich auch dessen Sehfitneß entwickeln kann. Wie fühlen Sie sich mit der Augenklappe auf Ihrer Nase? Sind Sie entspannter oder weniger entspannt? Finden Sie heraus, ob Sie dieses Gefühl auch ohne das Tragen der Augenklappe hervorrufen können.

Verzieren Sie die Klappe wieder hübsch und gehen Sie damit unter die Leute. Nur keine Hemmungen! Die Leute werden Ihnen mit Interesse zuhören, wenn Sie ihnen von Ihrem Programm erzählen, und vielleicht gewinnen Sie sogar ein paar neue Freunde.

3. Woche/Keine Augenklappe bei den Spielen

Die ganze dritte Woche hindurch tragen Sie bei den
Sehspielen keine Augenklappe, denn wir zielen nun
darauf hin, die Zusammenarbeit der Augen zu stärken. Außerhalb der Spielzeit tragen Sie aber die einseitige oder die partielle Augenklappe weiterhin täglich vier Stunden hintereinander.

Sehspiele

Die Sehfitneßübungen oder Sehspiele, wie ich sie
nennen werde, sind über die ganzen drei Wochen
verteilt. Ich bezeichne das, was wir hier tun, als
Spiel, weil Spiele einfach Spaß machen und – wer
hätte nicht Lust, jeden Tag solche Spiele in den normalen Alltag einzubauen.

Wir spielen jeden Tag ein neues Spiel, und jedes
verlangt mehr visuelle Fitneß, wie sie sich im Laufe
des 21-TAGE-PROGRAMMS entwickelt. (Eine Zusammenfassung der Sehspiele finden Sie auf den
nächsten Seiten.)

Sollten Sie beschließen, das 21-TAGE-PROGRAMM
nicht im vollen Umfang auszuführen, können Sie die
Sehspiele in beliebiger Reihenfolge durchführen.
Erscheint Ihnen zum Beispiel ein bestimmtes Spiel
besonders nützlich, dann spielen Sie es nach Lust
und Laune in allen Varianten durch. Ist Ihnen ein
Spiel zu komplex, kehren Sie zu einem der früheren
Spiele zurück und spielen Sie dieses, bis Sie es beherrschen; anschließend können Sie dann auf einer
höheren Stufe weitermachen.

Am zweiten Tag befassen Sie sich mit dem neuen

Spiel und wiederholen auch das Spiel vom ersten Tag, etc. Sie spielen also beispielsweise am elften Tag das Spiel für diesen elften und wiederholen zusätzlich alle Spiele der ersten zehn Tage. Unser Ziel ist also zu lernen, jede Aktivität gut zu beherrschen und die visuelle Fitneß konsequent und Schritt für Schritt zu entwickeln.

Nach Beendigung der ersten Woche wiederholen Sie die Spiele der ersten Woche, nun aber mit der beidseitigen Augenklappe, und beginnen zusätzlich mit den Spielen der zweiten Woche. Bei den Spielen der ersten Woche werden mit der neuen Klappe nun beide Augen stimuliert.

In der dritten Woche wiederholen Sie die Spiele der ersten und zweiten Woche ohne Augenklappe; beide Augen sind also geöffnet. In dieser Woche werden all jene Gehirnzellen trainiert, die auf beidäugige Aktivität ansprechen; daher brauchen wir bei den Spielen jetzt keine Klappe mehr. Außerhalb dieser Zeit tragen Sie die Augenklappen aber weiter, entweder die einseitige oder die beidseitige täglich vier Stunden hintereinander.

Ein paar Hinweise: Denken Sie daran, die Kontaktlinsen bzw. Brille bei den Sehspielen abzunehmen. In manchen Fällen können Sie etwas mit Ihrer unterkorrigierten Brille experimentieren. Lesen Sie sich die Beschreibung für jeden Tag einmal ganz durch und kehren Sie auch immer wieder zum Text zurück, wenn Sie das Sehspiel ausführen. Tragen Sie auf dem Blatt mit den täglichen Zielen ein, wann Sie Ihre Sehspiele auszuführen gedenken, und berücksichtigen Sie, daß Sie in der zweiten und dritten Woche mehr Zeit zum Spielen brauchen.

Beachten Sie, daß ich immer speziell darauf hinweise, welche Spiele für spezifische Probleme besonders nützlich sind, z. B. Legasthenie, Leseprobleme, Augenbeschwerden durch Ermüdung und dergleichen, Computerarbeit und andere Ursachen für überanstrengte Augen, Weitsichtigkeit, Kurzsichtigkeit und Astigmatismus. Viele Menschen betreiben nicht das ganze Programm, sondern suchen sich einzelne Spiele aus, die ihnen helfen können, spezielle Schwierigkeiten visueller Art zu überwinden. Die folgende Zusammenfassung zeigt auf, welche Spiele für bestimmte Problembereiche besonders geeignet sind.

Sehspiele für spezifische Situationen

Weitsichtigkeit	Nah/Fern-Schwung, Sehprobentafel für die Nähe, Sonnen, Torspiel.
Kurzsichtigkeit	Sehprobentafel für die Nähe; weicher Blick, Visualisieren, Malen.
Astigmatismus	Malen, Palmieren, Augenmuskeldehnung, Torspiel.
Ermüdungserscheinungen der Augen	Visualisieren, Akupressur, das Große Gähnen, Palmieren.
Überanstrengung der Augen durch Computer-Arbeit etc.	Nah-Fern-Schwung, Sehprobentafel, Blickwechseln Palmieren.

Legasthenie	Marschieren, Pendelball, Perlenschnur, Torspiel.
Langsames Lesen	Perlenschnur, Torspiel, Daumen-Fusion, Kreise.
Kinder	Palmieren, Pendelball, Torspiel, Sonnen, Augenmuskeldehnung, Marschieren.

Kindern gebe ich bei Sehschwierigkeiten darüberhinaus den Rat, alle Sehspiele auch dann zu spielen, wenn sie vor dem Fernsehgerät sitzen und die Werbespots laufen.

Notizen

Überprüfen Sie Ihre Ziele am Ende jeder Woche. Füllen Sie täglich das Blatt »Erzielte Ergebnisse« aus, tragen Sie die erzielten Werte für die Sehstärke ein und schreiben Sie auf, was Ihnen an körperlichen und emotionalen Reaktionen aufgefallen ist. Füllen Sie auch das Blatt »Tägliche Ziele für besseres Sehen« für den jeweils nächsten Tag aus; tragen Sie hier die gewählte Affirmation ein sowie alles, was Sie sich für den betreffenden Tag vorgenommen haben, einschließlich der Uhrzeit. Wenn die 21 Tage um sind, sollten Sie ein lückenloses Tagebuch über Ihre Erfahrungen haben. Hier als Beispiel ein ausgefüllter Vordruck, an dem Sie sich orientieren können.

Tägliche Ziele für besseres Sehen

Woche: *1*   Tag: *4*
Affirmation: *Es gefällt mir, wie ich mich und die Welt sehe.*

Ziele	Ziel Nr.	Uhr- zeit	Ziel Nr.	Uhr- zeit
1 *Einseitige Augen- klappe tragen*	1	7 Uhr	9	17 Uhr
2 *Sehspiele ausführen*	1	8 Uhr	6	18 Uhr
3 *Auf Minitramp springen*	1; 7	9 Uhr	4	19 Uhr
4 *Gesunde Mahlzeit zubereiten*	1; 2	10 Uhr		20 Uhr
5 *Entspannendes Ton- band hören*	1	11 Uhr	10	21 Uhr
6 *Lucy wegen Unter- stützung anrufen*	4	12 Uhr		22 Uhr
7 *Arbeit am Computer beenden*		13 Uhr	5	23 Uhr
8 *Budget für Joe vor- bereiten*	3	14 Uhr		
9 *Am Lebenslauf arbei- ten*	8	15 Uhr		
10 *Meditieren*		16 Uhr		

Notizen: *Morgen nicht vergessen, Aufzeichnungen nachzutragen.*
Vormerken, neue Freundin anzurufen.
Sehspiele am Computer ausführen.

Aufschreiben, wie lange ich morgen keine Brille trage.

Linkes Auge von Susan fotografieren lassen, um der Rötung auf die Spur zu kommen.

Galerie anrufen und fragen, ob sie das Foto ausstellen.

Erzielte Ergebnisse

1 Konnte die Augenklappe heute drei Stunden tragen.

2 Die Sehspiele sind wirklich entspannend für die Augen.

3 Konnte heute einen Moment lang scharf sehen – 30% Verbesserung.

4 Ich fange an, die positive Kraft der Affirmationen an mir zu spüren.

5 Das Abendessen war heute besonders lecker.

6 Habe versucht, die Augenklappe auf dem Trampolin zu tragen.

7 Mir ist jetzt klar, daß ich meine jetzige Stelle besser aufgebe.

Sehprobentafel

	Ferne Zeile – Distanz	Nähe Zeile – Distanz
Rechts	50 auf 1,5 m	4 auf 40 cm
Links	25 auf 1,5 m	4 auf 40 cm
Beide	35 auf 1,5 m	4 auf 40 cm

Körperliche und emotionale Reaktionen

*Mit der Augenklappe hatte ich ein merkwürdiges Ge-
fühl, als würde ich fallen.*

*Ich muß mich sehr umstellen, wenn ich mit Augen-
klappe auf dem Trampolin springe.*

*Nach der zweiten Stunde mit der Klappe auf dem
linken Auge wurde ich wütend auf meinen Vater.*

*Der Moment scharfen Sehens hat mich traurig ge-
macht.*

*Das Programm scheint tatsächlich etwas zu bringen;
bin sehr zuversichtlich.*

Tägliche Ziele für besseres Sehen

Woche:_____   Tag:_____
Affirmation:_____
_____

Ziele:	Ziel Nr.	Uhrzeit	Ziel Nr.	Uhrzeit
1 _____	_____	7 Uhr	_____	17 Uhr
2 _____	_____	8 Uhr	_____	18 Uhr
3 _____	_____	9 Uhr	_____	19 Uhr
4 _____	_____	10 Uhr	_____	20 Uhr
5 _____	_____	11 Uhr	_____	21 Uhr
6 _____	_____	12 Uhr	_____	22 Uhr
7 _____	_____	13 Uhr	_____	23 Uhr
8 _____	_____	14 Uhr		
9 _____	_____	15 Uhr		
10 _____	_____	16 Uhr		

Notizen:_____
_____
_____
_____
_____

Erzielte Ergebnisse

1 _____
  _____
2 _____
  _____
3 _____
  _____
4 _____
  _____
5 _____
  _____
6 _____
  _____
7 _____
  _____

Sehprobentafel

	Ferne	Nähe
Rechts	_____	_____
Links	_____	_____
Beide	_____	_____

Körperliche und emotionale Reaktionen

_____
_____
_____
_____
_____
_____
_____

Zusammenfassung der Sehspiele für die 21 Tage

	Tag	*Spiel für diesen Tag*
1. Woche Einseitige Augen- klappe	1	Nah/Fern-Schwung
	2	Palmieren
	3	Sehprobentafel
	4	Weicher Blick
	5	Malen/das Große Gähnen
	6	Pendelball
	7	Blickwechseln/Abtasten
2. Woche Beidseitige Augen- klappe	8	Nasenstift
	9	Sonnen
	10	Dynamische, visuelle Meditation
	11	Augenmuskeldehnung
	12	Marschieren
	13	Akupressur
	14	Schulter/Nackenmassage
3. Woche Keine Augen- klappe	15	Perlenspiel
	16	Torspiel
	17	Daumen-Tor
	18	Daumen-Fusion
	19	Kreise
	20	Visualisieren
	21	Mein eigenes Sehfitneß- programm

1. Woche

(Hinweis: Tragen Sie die Klappe auf einem Auge.)

1. Tag   Der Nah/Fern-Schwung

Zweck: Flexible Einstellung der visuellen und geistigen Aufmerksamkeit von Nähe auf Ferne und umgekehrt.

Hilfsmittel: Ihr eigener Daumen, ein Radiergummi, ein Fenster, das Gesicht eines anderen Menschen oder irgendein anderes Objekt, das sich zwischen Ihren Augen und weiter entfernten Gegenständen Ihres Blickfelds befindet.

Ausführung: Unter Nah/Fern-Schwung verstehen wir die abwechselnde Einstellung des Auges von Nähe auf Ferne. Als Beispiel können Sie sich vorstellen, daß Sie von einer roten Blume in Ihrer Nähe auf einen Wald in der Ferne blicken und wieder zurück. Setzen Sie sich bequem auf einen Stuhl und bringen Sie den Daumen oder Zeigefinger vor das nicht abgedeckte Auge.
Atmen Sie von einer Stelle 10 cm unterhalb des Nabels tief ein und stellen Sie sich vor, daß mit jedem Atemzug heilende Energie in Ihre Augen strömt. (Diese Art der Atmung können Sie bei allen Sehspielen anwenden.)
Während der Blick auf dem Finger ruht, nehmen Sie wahr, wie verschwommen die Dinge hinter dem Finger sind. Blicken Sie auf den Finger und lenken Sie Ihre Aufmerksamkeit nach rechts, nach links, nach oben und unten.

Je mehr Sie sich der Unschärfe bewußt werden, desto schärfer wird Ihnen der Daumen erscheinen. Die neue Angewohnheit, die Verschwommenheit zu betonen, ist hilfreich zur Verbesserung des fovealen Sehens. Die Verschwommenheit repräsentiert jetzt sozusagen den gesamten Bereich der Netzhaut (Retina) im Raum.

Richten Sie Ihre Aufmerksamkeit nun auf ein weiter entferntes Objekt, dann noch weiter hinaus in immer größere Entfernungen. Blicken Sie abwechselnd auf nahe und ferne Objekte.

Gehen Sie nun ein wenig im Zimmer umher. Während Ihr Blick auf einen Finger oder einen weiter entfernten Gegenstand gerichtet ist, nehmen Sie zugleich auch alles andere im Raum wahr.

Betrachten Sie das Verschwommene als eine Brücke zu Ihrem früheren Sehen. Blicken Sie über die limitierenden Filter der Vergangenheit hinaus; streichen Sie die Vorstellung aus Ihrem Gedächtnis, Sie könnten nicht sehen. Lassen Sie den Blick schweifen und erleben Sie Ihr Sehen befreit von früheren Vorstellungen. Vertrauen Sie dem Gehirn und den Augen, daß sie Selbstheilungskräfte zu mobilisieren vermögen, wenn Sie ihnen nur genug Raum dafür geben.

Führen Sie das Spiel fort und beobachten Sie, was geschieht, ohne darüber nachzudenken. Fühlen Sie, was Sie sehen, ohne darüber nachzudenken. Der Nah/Fern-Schwung hilft Ihnen, sich durch die Verschwommenheit hindurch in Ihre visuelle Welt hinauszubegeben.

Wiederholen Sie den Nah/Fern-Schwung dreimal täglich für zehn bis 20 Atemzüge.

Beobachtungen: Starren Sie? Halten Sie den Atem an? Blinzeln Sie genügend?
Spüren Sie Verkrampfungen in der Bauchmuskulatur, in den Schultern, im Nacken oder am Hinterkopf?
Wie sicher fühlen Sie sich, wenn Sie sich in das Verschwommene hinausbegeben?
Empfinden Sie Traurigkeit, Glück, Freude, Schrekken, Nervosität, Einsamkeit oder Beklemmung? Würden Sie die Augenklappe am liebsten herunterreißen?

1. Woche

2. Tag   Palmieren

Zweck: Die Handflächen geben den Augen heilende Energie und sie befreien sie von Spannungen. Bilder werden zu den Augen geleitet und kommen von ihnen.

Ausführung: Setzen Sie sich bequem an einen Tisch und stützen Sie die Ellbogen behaglich auf einer Unterlage ab oder legen Sie ein festes Kissen auf die Brust und lassen Sie die Arme auf dem Kissen ruhen.
Reiben Sie sanft die Handteller aneinander, damit sie warm werden, und senken Sie den Kopf in beide Hände.
Legen Sie die warmen, muschelförmigen Handteller gut gewölbt auf die geschlossenen Augenlider. Die

Fingerspitzen ragen über die Stirn hinaus. Die Fingerballen liegen auf den Augenbrauen, die Handwurzel auf den Gesichtsknochen, ohne daß die geschlossenen Augenlider berührt werden. Nun lassen Sie die Augen unter Ihren Händen zur Ruhe kommen.

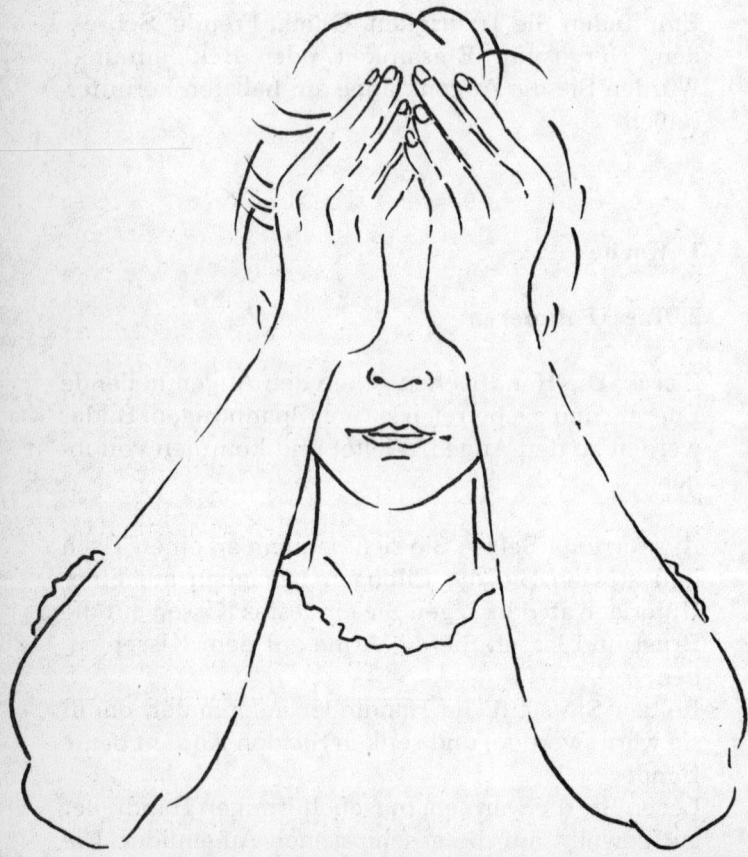

Stellen Sie sich vor, die Handteller seien Magnete, deren Kraft die Lider und die inneren und äußeren Augenmuskeln von Spannungen befreit.

In den kälteren Monaten stellen Sie sich vor, die Augenhöhlen würden von einer Daunendecke oder einem kuscheligen Schlafsack erwärmt.

Sie spüren, wie sich die einzelnen Bereiche der Augen nach und nach entspannen und so locker werden, wie die Körpermuskeln in einem warmen Bad.

Eine sanfte Atembewegung geht durch ihren Körper und sie empfinden die wohltuende Wärme, die von den Handtellern ausgeht und wie sich eine tiefe Geborgenheit einzustellen beginnt.

Mit jedem Atemzug strömt mehr und mehr frisches, gesundes Blut durch den Körper; vom Herzen ausgehend die Wirbelsäule hinauf, in das Gehirn hinein, den Sehnerv entlang und schließlich in die Augen.

Das gesunde Blut enthält Sauerstoff für die Tränen und alle Nährstoffe aus Ihrer gesunden Kost. Lassen Sie die Vitamine und Mineralstoffe zu den Augen strömen: Vitamin A und Zink zur Retina, den B-Komplex zur Makula und Fovea, Chrom zum Akkommodationsmuskel und die Vitamine C, E und B_2 zur Linse, die sich zu einer perfekten Form für 100% Sehschärfe wölbt.

Decken Sie die Augen zwei- oder dreimal täglich mindestens zwei Minuten mit den Handtellern ab. Sie könnten die Zeit auch auf 15 Minuten ausdehnen und das Palmieren als tägliche Entspannungsübung ausführen.

Beobachtungen: Können Sie Farben wie Tiefblau oder Violett sehen, wenn die Augen zugedeckt sind?

Besteht ein Zusammenhang zwischen Denken und Nichtsehen der dunklen Farbe?
Stören Ihre Gedanken oder Ihre innere Stimme dieses Sehspiel?
Spüren Sie, wie Ihre Atmung sanfter und langsamer wird und sich eine beglückende Ruhe auszubreiten beginnt?
Wie empfinden Sie das Verschwommene, wenn Sie die Hände von den Augen nehmen?
Fällt Ihnen auf, wie hell alles erscheint?
Erscheinen Gegenstände klarer?
Lösen Sie immer sachte die Hände von den Augen. Die Augenlider öffnen sich ohne Anstrengung und Hast. Irgendein Bild fällt Ihnen in die Augen. Die Welt erscheint schöner und klarer. Können Sie sich jetzt vorstellen, wieder völlig klar zu sehen?
Freuen Sie sich auf diese Momente völlig klaren Sehens!

Zur Erinnerung: Vergessen Sie nicht, das Sehspiel vom ersten Tag zu wiederholen!

1. Woche

3. Tag   Sehprobentafel

Zweck: Anhand einer simulierten Sehprobentafel soll beobachtet und ins Bewußtsein gerufen werden, wie Entspannung, geistige Anstrengung, positiv unterstützende Leitsätze (Affirmationen), Nahrungsmittel, Streß und Licht sich auf das Sehen auswirken.

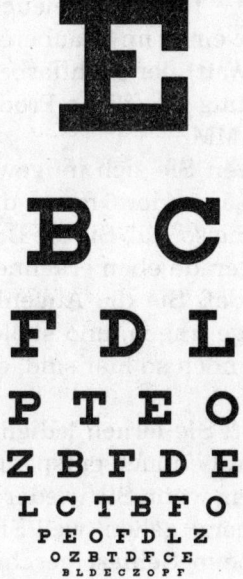

Hilfsmittel: Wir verwenden zwei Sehprobentafeln. Die größere Distanztafel wird in einem Abstand von 1,5 m verwendet. Die Tafel ist am Ende des Buches abgebildet; lassen Sie eine Kopie davon anfertigen oder schneiden Sie das Blatt heraus. Bringen Sie die Distanztafel an einer Wand in 1,5 m Entfernung an. Die kleinere Nahtafel wird im Abstand von ungefähr 40 cm gehalten.

Ausführung: Wenn Sie Dinge in der Ferne verschwommen sehen, beginnen Sie mit der Distanztafel. Sehen Sie nahe Dinge verschwommen, verwenden Sie die kleinere Sehprobentafel.

Ferne: Sorgen Sie für gute Beleuchtung. Strahlen Sie die Tafel mit einer im Blaubereich korrigierten Glühbirne (100 Watt) der Lichtfarbe Tageslichtweiß in 1,5 m Entfernung an. (Siehe Produkte für das 21-TAGE-PROGRAMM.)

Stellen oder setzen Sie sich im gewählten Abstand von 1,5 m, 3 m, 4,5 m oder 6 m vor die Tafel. Wählen Sie die Entfernung so, daß Sie die Buchstaben in der Mitte der Tafel gerade eben erkennen können. Achten Sie darauf, daß Sie die Augenklappe auf dem bevorzugten Auge tragen, und stellen Sie fest, welche Buchstaben noch so klar sind, daß Sie sie lesen können.

Das ist kein Test! Sie lernen lediglich, vor einer simulierten Sehprobentafel entspannt zu sein. Das wird Ihnen helfen, wenn Sie wieder zum Optometristen oder Augenarzt gehen, weil Sie dann lockerer sind und sich beim Sehtest geschickter anstellen. Wenn Sie lernen, wirklich gelassen, zuversichtlich und entspannt mit unserer Sehprobentafel umzugehen, werden Sie sich auch mit der üblichen Snellen-Tabelle leichter tun. Die Messungen erfolgen dann unter entspannteren Bedingungen.

Tragen Sie auf Ihrem Blatt mit den täglichen Zielen ein, welche Zeile Sie noch sehen können. Notieren Sie die Zeilennummer rechts neben der betreffenden Zeile sowie die Distanz zwischen Augen und Tafel. Wenn Sie Lust haben, können Sie auch noch überprüfen, wie das andere (jetzt abgedeckte) Auge sieht.

Manche Patienten kopieren die größere Sehprobentafel auf Klarsichtfolien und bringen sie an Fensterscheiben an. So haben sie die Buchstaben vor sich

und können gleichzeitig durch die Tafel hindurchsehen. (Darauf gehen wir am 15.–19. Tag näher ein.)
Im weiteren Verlauf unseres dreiwöchigen Programms werden Sie noch andere Dimensionen von Sehen und Wahrnehmen kennenlernen, die Sie dann auch während des Sehprobenspiels anwenden können.

Nähe: Besorgen Sie sich eine gute Lichtquelle (100-Watt-Birne, die aus 1,5 m Entfernung auf die Tafel scheint.)
Halten Sie die Tafel in einer Distanz, die dem Abstand zwischen mittlerem Fingerknöchel und Ellbogen entspricht, oder so, daß Sie einige Buchstaben noch klar erkennen können.
Tragen Sie die Augenklappe auf dem bevorzugten Auge. Wenn Sie gar keine Buchstaben oder Wörter erkennen können, setzen Sie Ihre unterkorrigierte Lesebrille auf.
Bei diesem Spiel wollen wir lernen, immer kleiner gedruckte Texte, Buchstaben oder Wörter zu erkennen. Notieren Sie die Zahl neben der Zeile, die Sie auf der Sehprobentafel noch lesen können. Verändern Sie den Abstand und stellen Sie fest, ob Sie durch Entspannung erreichen können, daß die Buchstaben klar bleiben, wenn Sie die Tafel dichter an die Augen heranbringen. Spielen Sie ungefähr fünf Minuten mit der Sehprobentafel.
Fertigen Sie ein paar Kopien an und hängen Sie sie an verschiedenen Stellen in der Wohnung oder im Büro auf. Im Vorbeigehen werfen Sie einen Blick auf die Tafel und prüfen, wie gut Sie sehen. So können Sie die Augen als Biofeedback-Mechanismus

benutzen, wie ich es in Kapitel 3 beschrieben habe. Bei sehr unterschiedlichen Ergebnissen versuchen Sie, die Ursache der Sehschwankungen herauszufinden.

Beobachtungen: Integrieren Sie in das Sehprobenspiel auch frühere Spiele, wie Palmieren, Nah/Fern-Schwung, Bewußtwerden des Atems und Blinzeln. Machen Sie einen Nah/Fern-Schwung von der großen Sehprobentafel auf die kleine und umgekehrt. Bei Verwendung der Distanztafel blicken Sie zwischendurch auf Ihren Zeigefinger oder Daumen in 15 cm Abstand. Atmen Sie beim Blick auf das nahe Objekt ein und beim Blick in die Ferne aus. Ergibt sich dadurch ein Unterschied? Blitzen die Buchstaben manchmal ganz scharf auf?

Im Gegensatz zur schwarzen Farbe der Buchstaben, die das gesamte Licht »schluckt«, reflektiert weißes Papier nahezu alles Licht. Stellen Sie sich vor, wie dieses weiße Licht nach außen strahlt. Sie nehmen das Weiße der Sehprobentafel in sich auf, ohne zu erwarten, daß die Buchstaben automatisch scharf sein müßten.

Es geht hier darum, nicht versuchen zu wollen, die Buchstaben scharf zu sehen. Die Momente scharfen Sehens kommen von alleine; Sie brauchen sich nicht anzustrengen, um dies herbeizuführen. Besseres Sehen kann nicht erzwungen werden, sondern ist nur möglich, wenn wir es geschehen lassen. Viele Menschen haben das Gefühl, sich ständig anstrengen zu müssen, und das ist in unserer Gesellschaft zur schlechten Gewohnheit geworden.

1. Woche

4. Tag   Weicher Blick

Zweck: Lernen, zugleich entspannt zu sehen und wahrzunehmen. Das Sehen zulassen, damit sich Wahrnehmung einstellen kann.

Hilfsmittel: Verwenden Sie eine der Sehprobentafeln oder ein anderes Objekt, das Details aufweist.

Ausführung: Ähnlich wie beim Nah/Fern-Schwung sollten Sie auch bei diesem Spiel Ihren Blick bewußt auf Objekte oder Details richten. Denken Sie sich den Blickpunkt (das betrachtete Objekt) als die in den Raum projizierte Fovea und den Bereich um den Blickpunkt herum (den Hintergrund) als die in den Raum projizierte Retina. Wenn Sie Ihren Blick auf etwas richten und zugleich auch alles andere wahrnehmen können, also auch die Dinge außerhalb des Blickpunkts wahrnehmen, so wird Ihr Blick erheblich weicher werden.

Entgegen meinen früheren Empfehlungen kann der weiche Blick für kurze Zeit (5–25 sec) ohne Blinzeln erfolgen. Normalerweise ist mangelndes Blinzeln gleichbedeutend mit Starren. Doch unter Beachtung der obigen Anweisungen entsteht durch verzögertes Blinzeln kein Schaden. Ich habe Menschen gesehen, die mit weichem Blick 60 Sekunden und länger nicht geblinzelt haben. Beobachten Sie, ob Ihr Sehen ohne Blinzeln näher an die scharfe Sehzone herangezogen wird oder nicht.

Die systematische Zwerchfellatmung ist dabei die

entscheidende Variable. Solange die Bewegung des Atems freifließend ist, sehen Sie mit weichem Blick und Sie starren nicht.

Das Sehen mit weichem Blick können Sie beim Lesen üben, beim Arbeiten am Computer oder bei sportlicher Betätigung.

Wann immer Sie Ihre normale starke Brille tragen, können Sie den weichen Blick anwenden, um nicht ins Starren zu verfallen. Stellen Sie sich vor, Sie bewegten sich in Ihre visuelle Welt hinaus, als würden Sie durch das Verschwommene hindurchsehen. Üben Sie fünf Minuten pro Tag das Sehen mit weichem Blick.

Beobachtungen: Beobachten Sie zwischendurch immer wieder, ob Sie mit weichem Blick sehen oder mehr objekt-fixiert sind. Ist ihr Blick objekt-fixiert, so gehen Sie langsam wieder zu einem entspannten Betrachten über.

Können Sie am Arbeitsplatz, beim Kochen, Saubermachen, Spazierengehen oder Fernsehen mit weichem Blick sehen statt objekt-fixiert zu sein?

Fühlen Sie sich ausgeglichener, wenn Sie mit weichem Blick sehen? Wenden Sie das gleiche Prinzip auf Ihr inneres Auge an, um Dinge Ihres Ichs zu betrachten, die Sie vielleicht nicht sehen wollten. Das könnten Dinge sein, die mit verborgenen Talenten zu tun haben, dem Wunsch nach einer anderen Arbeitsstelle oder Beziehung oder auch mit Freunden oder der Familie, die Sie vielleicht vernachlässigt haben.

1. Woche

5. Tag   Malen/Das Große Gähnen

Zweck: Das innere Auge lernt die Farbe Weiß wahr-
zunehmen. Erfahrungen mit dem Großen Gähnen
(Lockerung von Verspannungen in der Kiefer- und
Gesichtsmuskulatur, Anregung von Tränenfluß: ein
Bad für die Hornhaut u.a.)

Ausführung: Beginnen Sie mit dem Gähnen – es gilt
zwar als unfein, aber für dieses Spiel haben Sie die
Erlaubnis.
Was ich meine, ist ein schönes, ausgiebiges, lautes
Sich-aus-Gähnen. Ein echtes Durch-und-durch-Gäh-
nen, bei dem Sie den Mund weit aufreißen und
Laute ausstoßen. Sie haben Hemmungen? Dann
stellen Sie sich doch einfach vor, Sie seien im Zoo
und spielten mit den Schimpansen. Vergessen Sie
alle Konventionen und gähnen Sie drauflos. Erklären Sie Ihren Mitmenschen einfach, was Sie spielen.
Gähnen Sie nach Herzenslust. Gähnen Sie, bis Ihnen
die Tränen über die Wangen fließen, und stellen Sie
sich dabei vor, wie die Giftstoffe aus den Augen her-
ausgespült werden und gesunde Nährstoffe hinein-
strömen.
Sie werden bald merken, daß das Gähnen sehr entspannend ist und daß die Momente scharfen Sehens
zunehmen.
Wenn Sie genug gegähnt haben und wieder frisch
und entspannt sind, schließen Sie die Augen.
Stellen Sie sich dann vor, an Ihrer Nasenspitze sei
ein Malpinsel angebracht. Indem Sie die Nase und

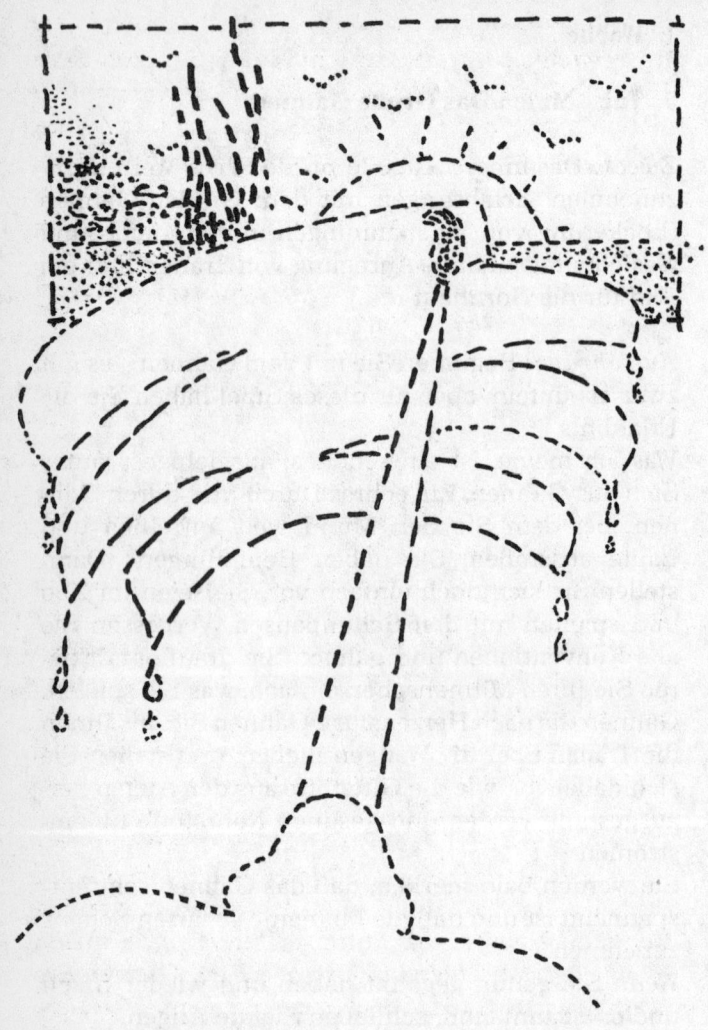

damit den ganzen Kopf bewegen, wird auch der völlig gewichtslose Malpinsel in Bewegung gehalten. Und so malen Sie, was Ihnen in den Sinn kommt.

Nehmen Sie zunächst an, Sie hätten nur weiße Farbe, und weil es Ihnen gerade Spaß macht, streichen Sie alles, was in Sicht ist, weiß an. Fangen Sie zum Beispiel mit dem Schlafzimmer an, nehmen Sie sich dann das Wohnzimmer vor, danach den Rest der Wohnung und das Büro. Wenn Sie fertig sind, freuen Sie sich, daß alles so schön weiß ist.

Dieses Spiel bringt uns das weiße Licht, das von der Sonne kommt und alle anderen Farben enthält, näher. Das Weißmalen vermittelt darüber hinaus die Fähigkeit, mit Hilfe der Vorstellung weiß zu sehen. Ferner kann weißes Licht zur Selbstheilung dienen, wie Sie in der zweiten Woche erfahren werden. Tragen Sie nun weiße Farbe auf die Sehprobentafeln auf, bis alle Buchstaben übertüncht sind. Nun ist die Tafel strahlendweiß; fühlen Sie, wie das weiße Licht seine Strahlen in Ihre Augen und in Ihr drittes Auge (zwischen den Augen auf der Stirn) sendet.

Gähnen Sie noch ein paarmal, damit Sie ein noch weißeres Weiß sehen. Bringen Sie fünf bis zehn Minuten mit diesen beiden Spielen zu.

Beobachtungen: Gähnen und malen Sie, wann immer sich Gelegenheit dazu bietet. Schließen Sie die Augen, wenn Sie im Bus oder Zug sitzen, stellen Sie sich die Gesichter der Mitreisenden vor und malen Sie diese in Ihrer Vorstellung weiß an. Gähnen Sie kräftig, wenn Sie bei Rot an einer Ampel stehen. Geben Sie sich Noten für das Gähnen, je nachdem, wie kräftig es ist.

Setzen Sie sich nach ausgiebigem Gähnen und zwei bis drei Minuten Weißmalen vor die Sehprobentafel und beobachten Sie die Buchstaben. Sind sie schärfer oder weniger scharf? Gelingt es Ihnen, sich bei diesem Sehspiel geistig – d. h. gedanklich – zu entspannen?

Bitten Sie Ihr Gehirn um Mithilfe. Sagen Sie ihm, daß Sie in drei Wochen wieder besser sehen möchten!

1. Woche

6. Tag   Pendelball

Zweck: Wir aktivieren die Teile des Gehirns, damit sie sich integrieren können. Das ist die Basis für integriertes Sehen und Wahrnehmen.

Hilfsmittel: Besorgen Sie sich einen Ball von gedämpfter Farbe und ungefähr 7,5 cm Durchmesser. Versehen Sie den Ball mit einer 3 m langen Schnur; biegen Sie zur Befestigung eine große Büroklammer zurecht und drücken Sie sie in den Ball hinein. Befestigen Sie die Schnur an einem Haken an der Decke. Stellen Sie die Schnurlänge so ein, daß der Ball etwa 40 cm über Ihren Augen hängt, wenn Sie unter dem Pendel liegen.

Hinweis: Denken Sie daran, in der ersten Woche die einseitige Augenklappe zu tragen, in der zweiten die beidseitige und in der dritten gar keine.

Ausführung: Legen Sie sich auf eine bequeme Unterlage, etwa einen Teppich, eine Matte oder ein Bett, und bringen Sie den Kopf unter den Ball. Entspannen Sie den ganzen Körper.

Legen Sie sich so, daß der Ball direkt über dem unbedeckten Auge hängt (bzw. über den Augen). Ihr

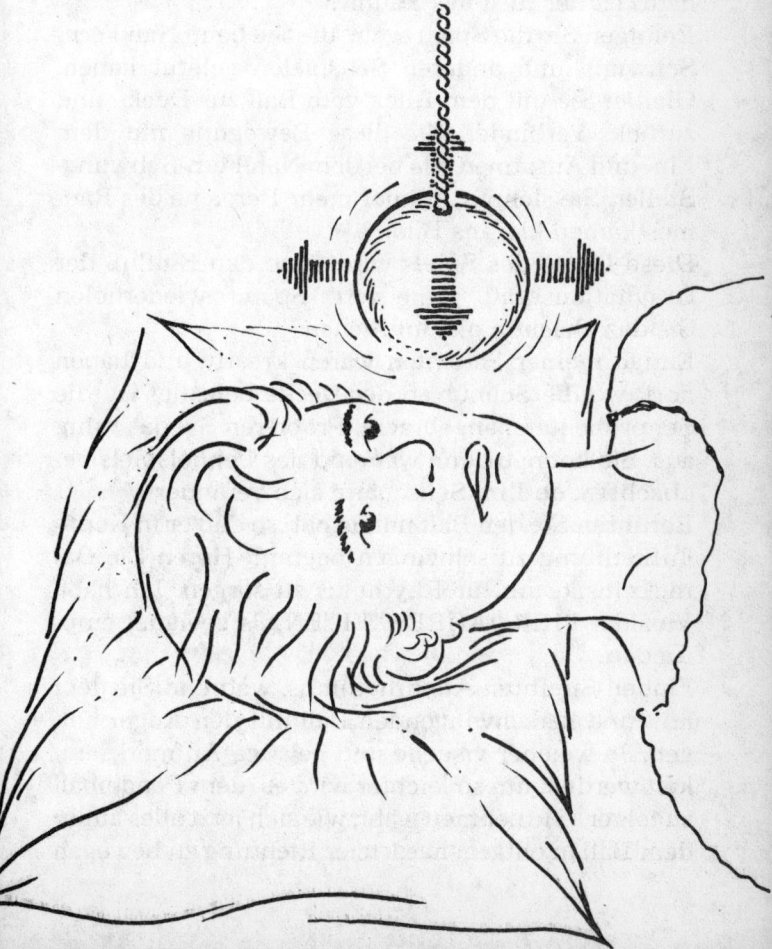

Blick ruht auf dem Ball. Während nun Ihr Blick mit dem Ball beschäftigt ist, kann sich die Aufmerksamkeit vom Blick lösen und zur gleichen Zeit im Zimmer umherwandern und betrachten, was immer Sie möchten. Sie erinnern sich: die Fovea (Sehgrube) wird durch den Ball repräsentiert, die Retina (Netzhaut) ist der Rest des Raumes.

Befolgen Sie die Spielregeln, die Sie beim Nah/Fern-Schwung und anderen Sehspielen gelernt haben. Gleiten Sie mit dem Blick vom Ball zur Decke und zurück. Verbinden Sie diese Bewegung mit dem Ein- und Ausatmen wie bei dem Nah/Fern-Schwung. Stellen Sie sich vor, immer mehr Bereiche des Raumes kämen klar ins Bild.

Diese Phase des Spiels wird ohne den Einfluß der Gravitationskraft gemeistert. Später wiederholen Sie das gleiche Spiel im Stehen.

Einige meiner Patienten waren kreativ und haben dort, wo die Schnur an der Decke befestigt ist, die Sehprobentafel angebracht. Probieren Sie das ruhig aus. Sie können dann während des Pendelspiels beobachten, ob Ihre Sehschärfe sich verändert.

Berühren Sie den Ball nun leicht, so daß er in Kopf-/Fußrichtung zu schwingen beginnt. Hören Sie Barockmusik, um für Rhythmus zu sorgen. Ich habe Vivaldis VIER JAHRESZEITEN als geeignet empfunden.

Finden Sie Ihren Atemrhythmus, während Sie dem hin- und herschwingenden Ball mit den Augen folgen. Je weicher visuelle und geistige Aufmerksamkeit werden, um so leichter wird es, dem Pendelball zu folgen. Sie nehmen wahr, wie sich jetzt alles außer dem Ball in entgegengesetzter Richtung zu bewegen scheint. Es ist, als würden wir in einem dahinrasenden Zug sitzen und beobachten, wie die nahe Landschaft am Fenster vorbeifliegt.

Vielleicht spüren sie im Bauch- oder Brustbereich ein Zwicken oder ein Wärmegefühl. Wiederholen Sie dann diese Spielphase nochmals, bis Sie sich körperlich und geistig entspannter fühlen.

Viele Menschen erleben bei diesem Pendelspiel ihren Körper und ihre Gefühle intensiver. Man könnte es damit erklären, daß die Auf- und Abbewegung des Balls die sieben Energiezentren des Körpers beeinflußt. Diese Zentren werden auch Chakras genannt. Es ist denkbar, daß die Bewegung der Augen beim Folgen des Balls einen Energiestrom zu dem betreffenden Zentrum leitet, das der jeweiligen Position des Balls entspricht. Befindet sich der Ball zum Beispiel über der Herzgegend, blicken die Augen in diese Richtung. Es wäre also möglich, daß das mit dem Herzchakra verbundene Energiezentrum dann stimuliert wird. Ich persönlich empfinde in dieser Spielphase nach fünf Minuten eine engere Verbindung zwischen Körper, Geist und den spirituellen Ebenen.

In der nächsten Phase folgen Sie dem Ball, wie er von links nach rechts über das unbedeckte Auge (bzw. die Augen) schwingt, nach wie vor im Abstand von 40 cm. Die Rechts/Linksbewegung der Augen bewirkt eine Synchronisierung der beiden Gehirnhälften. Untersuchungen haben ergeben, daß die rechte Hemisphäre stimuliert wird, wenn die Augen nach links blicken, und umgekehrt. Überquert der Ball die Mittellinie zwischen den Augen, kommt es zu einer starken »Umschaltung«, welche die Gehirnintegration unterstützt.

Meinen Patienten mit Bewegungskrankheit (Auto, Bus etc.) war allein mit dieser Übung schon geholfen. Ich erinnere mich an einen Legastheniker, der an diesem Punkt des Spiels sagte: »Ich glaube, mein Auge ist betrunken!«

Führen Sie diese Phase für 20 bis 50 Atemzüge aus. Sie sollten das Gefühl haben, daß die Augen sich ganz sanft nach rechts und links bewegen. Lassen Sie den schwingenden Ball Ihren Atemrhythmus bestimmen.

Blicken Sie hin und wieder an die Decke und wieder zurück auf den Ball. Wie schnell gelingt Ihnen die Umstellung?

Wenn Sie diese Spielphase beherrschen, fügen Sie eine weitere Variable hinzu. Diesmal sagen Sie »rechts«, wenn der Ball nach rechts schwingt, und »links«, wenn er nach links schwingt. Machen Sie weiter, bis Sie das Gefühl haben, das Spiel mühelos zu spielen.

Nun sagen Sie das Gegenteil. Rufen Sie »links«, wenn der Ball nach rechts schwingt, und »rechts«, wenn er nach links schwingt. Sagen Sie es laut!

Dann heben Sie den linken Arm, wenn die Augen nach links blicken und Sie »rechts« sagen, und umgekehrt.

Wie Sie sehen, kann das Spiel recht komplex werden und allerhand Erinnerungsvermögen, Selbstvertrauen und Sehkraft erfordern.

Woran Sie sich erinnern können, das können Sie auch sehen!

Wenn Sie bereit sind, eine weitere Herausforderung anzunehmen, suchen Sie sich ein Wort zum Buchstabieren. Schwingt der Ball nach links, sagen Sie den ersten Buchstaben, schwingt er nach rechts, den zweiten Buchstaben; Armbewegungen entfallen.

Achten Sie besonders auf die Bewegung der Augen. Mir ist aufgefallen, daß Menschen oft die Augen nicht mehr bewegen, wenn sie über ein Wort nachdenken müssen. Das trifft jedoch nicht zu, wenn sie es sich bildlich vorstellen.

Wenn die visuelle Fitneß für dieses Sehspiel bis hierhin entwickelt ist, fügen Sie beim Buchstabieren noch Arm- und Beinbewegungen hinzu.

Als letztes suchen Sie sich zwei Wörter zum Buchstabieren aus, eines für die rechte und eines für die linke Seite. Wären die Wörter zum Beispiel Texas und Oregon, würden Sie zunächst Texas der linken Seite zuordnen und Oregon der rechten. Schwingt der Ball nach rechts, sagen Sie O, dann folgen Sie dem Ball nach links und sagen T, und so machen Sie weiter. Das erfordert sehr viel bildliche Vorstellungskraft, Gedächtnisleistung, folgerichtiges Aneinanderreihen und visuelle Aufmerksamkeit.

Später können Sie beim Buchstabieren noch rechte Arm- und linke Beinbewegungen ausführen. Auch entspannende Musik kann das Spiel begleiten; oder Sie steigern sich und hören Rockmusik, die als Störfaktor wirkt.

Als Ziel streben Sie an, das Pendelspiel so gut zu beherrschen, daß Sie dabei buchstabieren, die zugeordneten Körperteile bewegen und potentiell ablenkende Musik hören können. Schließlich wiederholen Sie die bisherigen Spielphasen im Stehen mit dem schwingenden Ball in Augenhöhe.

Zu diesem Zeitpunkt werden die Seh- und Gehirnfunktionen gut synchronisiert sein, und der Sehvorgang wird entspannt ablaufen.

Beobachtungen: Wie gut gelingt es Ihnen, während der einzelnen Phasen des Spiels Ihre Umgebung bewußt wahrzunehmen, während Sie dem Ball mit den Augen folgen?

Gelingt es Ihnen, entspannt zu sein, wenn mit jeder Phase eine neue Herausforderung auf Sie zukommt? Und wie lange brauchen Sie, um die jeweils neue Stufe zu erreichen?

Werden Sie schwindelig, wird Ihnen übel oder haben Sie Orientierungsstörungen?

Spielen Sie das Pendelspiel so, wie es Ihre Sehfitneß gestattet. Wenn Sie auf einer Stufe des Spiels verweilen möchten, tun Sie das ruhig; Sie brauchen nicht gleich die nächste in Angriff zu nehmen. Sie haben drei Wochen und den Rest Ihres Lebens, um die anderen Stufen zu erklimmen.

Sie können an jedem beliebigen Punkt der Übung zu früheren Spielen zurückkehren und diese wiederholen. Lassen Sie sich von den Augen sagen, wann eine Pause angezeigt ist. Kommt im Laufe des Spiels zum Beispiel Frustration auf, nehmen Sie einfach die Augenklappe ab und decken die Augen mit den Handtellern zu. Das entspannt, und vielleicht können Sie das Spiel dann fortsetzen.

So haben Sie Gelegenheit, die Aktivitäten der vorherigen Tage zu wiederholen, während Sie neue dazulernen.

Schließlich sollten Sie die neuen Erkenntnisse auch in Ihr tägliches Leben integrieren. Wenn Sie an einem bestimmten Projekt arbeiten und merken, daß Sehstörungen oder Verschwommensehen Ihre Produktivität oder Ihr Verhalten beeinträchtigen, dann spielen Sie das eine oder andere Sehspiel.

Auf diese Weise wird die visuelle Fitneß ein Teil
Ihres täglichen Lebens. Bis die drei Wochen vorbei
sind, werden Sie eine ganze Reihe neuer Sehfertig-
keiten hinzugelernt haben.

1. Woche

7. Tag   Blickwechseln/Abtasten

Zweck: Es wird das Bewußtsein dafür geschärft, daß
wir entspannter sehen und müheloser wahrnehmen,
wenn die Augen in ständiger Bewegung bleiben.

Ausführung: Das ist das letzte Sehspiel in der Spiel-
reihe mit einer Augenklappe. Sie können die Seh-
probentafel dazu verwenden, ein Buch, das Gesicht
eines Freundes, aus dem Fenster schauen oder fern-
sehen.
Suchen Sie sich zwei Punkte, einen im linken und
den anderen im rechten Bereich Ihres Blickfelds.
Atmen Sie ruhig und regelmäßig und lassen Sie das
Auge zwischen den Punkten hin- und hergleiten. In-
tegrieren Sie auch das Palmieren, den Nah/Fern-
Schwung oder den weichen Blick.
Feinfühlig nehmen Sie wahr, wie es ist, wenn das
Auge sich entspannt und ohne Anstrengung bewegt.
Dieses Spiel hilft Ihnen, die Starrgewohnheit oder
eine Überanstrengung der Augen zu überwinden.
Wiederholen Sie die Übung für 20 Atemzüge.
Wenn Sie z. B. ein Gesicht betrachten, so lassen Sie
Ihren Blick gleiten vom Ohrläppchen, zur Augen-

braue, dann zum Kinn, von dort zur Nase, weiter zum anderen Auge, zur Wange und so weiter. Die Augen werden also bewußt aktiv bewegt.

Dieses Blickwechselspiel ist besonders nützlich, wenn Sie am Computer arbeiten. Gleiten Sie mit dem Blick zwischen verschiedenen Punkten auf dem Bildschirm, während der Computer auf Daten zugreift.

Computer-Benutzer befestigen auch eine Sehprobentafel an der Wand, am Fenster oder neben ihrem Arbeitsplatz. Sie sollten häufig den Nah/Fern-Schwung vom Bildschirm zur Sehprobentafel machen, um ihre Sehschärfe festzustellen. Wird die Tafel unschärfer, empfiehlt sich längeres Palmieren.

In der nächsten Spielphase gehen wir jetzt über zum Abtasten des Gesehenen mit den Augen. Abtasten (Scanning) ist wie das Malen (siehe das entsprechende Sehspiel), aber mit geöffneten Augen! Beim Abtasten werden die Augen sanft bewegt wie beim Malen, aber ohne den imaginären Malpinsel und ohne den Kopf zu bewegen.

Malen Sie also, wie Sie es schon kennen, und fangen Sie an, alles mögliche mit den Augen abzutasten – die Sehprobentafel, das Gesicht des Freundes, Gemälde, Szenen, die Sie durch das Fenster sehen, den Computerbildschirm oder auch Ihr Buch. Das Abtasten ist lockerer und weicher als das Blickwechseln. Am Anfang halten Sie vielleicht den Atem an, aber mit der Zeit werden die Augen so flink und mühelos wie eine Feder über die Sehobjekte huschen.

Lassen Sie schon Bekanntes in das Blickwechselspiel und das Abtasten einfließen – das Gefühl, das Sie vom Sehen mit dem weichen Blick her kennen, und Ihre Erfahrungen aus dem Pendelspiel.

Spielen Sie dieses Spiel täglich fünf Minuten lang oder zwei- bis dreimal am Tag etwas kürzer. Nehmen Sie sich genügend Zeit zum Lernen, wie bei allen anderen Sehspielen auch.

Beobachtungen: Wie ist Ihre Atembewegung bei diesen Sehspielen? Ist sie flach? Geduldiges Experimentieren und nichts erzwingen wollen, ist auch hier die Devise.

Achten Sie auf Ihre Körperhaltung. Ich habe beobachtet, daß Menschen sich bei diesem Spiel oft vorneigen.

Können Sie auf den Alltag übertragen, was Sie beim Blickwechsel- und Abtastspiel gelernt haben? Praktizieren Sie es, wenn Sie in einer Schlange anstehen, an einer Verkehrsampel warten, mit dem Bus oder Zug fahren, beim Kochen und Saubermachen oder auch beim Rasieren oder Schminken.

Wie kommen Sie mit der Sehprobentafel zurecht, wenn Sie den Blick von rechts nach links gleiten lassen?

Erkennen Sie mehr Details, wenn Sie die Buchstabenreihen sanft abtasten, sie weiß anmalen und das schöne strahlende Weiß in die Augen kommen lassen?

Praktizieren Sie das Blickwechselspiel auch von einer Buchstabenzeile zur nächsten Reihe.

Da Buchstabentabellen das Sehen auf zwei Dimensionen beschränken, könnte es sein, daß die Übung die Augen nach einer Weile anstrengt. Wirklich harmonisches Sehen findet in drei Dimensionen statt; richten Sie Ihre Aufmerksamkeit also auf das Dreidimensionale an unserer Sehprobentafel.

Wann immer Sie bemerken, daß sich die Augen nicht bewegen, bauen Sie das Blickwechsel- und Abtastspiel in Ihren Alltag ein.

2. Woche

8. Tag   Nasenstift

Zweck: Die Erfahrungen des Malens bei geschlossenen Augen werden übertragen auf das Malen der Umwelt bei geöffneten Augen.

Ausführung: Setzen Sie die beidseitige Augenklappe auf. Gehen Sie ein paar Minuten damit herum, damit Sie sich an das neue Sehen gewöhnen.
Sehen Sie mit einem Auge mehr als mit dem anderen? Wenn ja, ist es das bevorzugte Auge, das in der ersten Woche abgedeckt war?
Verändern Sie die Kopfhaltung so, daß Sie mit dem nicht bevorzugten (nicht dominanten) Auge sehen. Nun können Sie sich aussuchen, mit welchem Auge Sie unter verschiedenen Bedingungen sehen wollen. Wenn Sie mit Büchern oder am Schreibtisch arbeiten, ist es mit der partiellen Klappe vielleicht nicht ganz einfach, beidäugig zu sehen. Sie können in diesem Fall zunächst das nicht bevorzugte Auge zum Sehen heranziehen und später Aktivitäten ausführen, die es Ihnen gestatten, auf beiden Seiten herauszuschauen. Oder Sie schneiden sich eine zweite Augenklappe zurecht und machen Sie auf beiden Seiten 1,5 mm kürzer. Diese Klappe tragen Sie zum Le-

sen. Mit dieser schmaleren Klappe ist es einfacher, mit beiden Augen gleichzeitig zu sehen.

Das Ziel ist, ein wenig mit dem rechten und ein wenig mit dem linken Auge zu sehen. Wenn Sie den Kopf genau in die richtige Stellung bringen, sehen Sie mehr; mit der Distanztafel können Sie das leicht nachprüfen.

Erinnern Sie sich nun an den Pinsel an Ihrer Nasenspitze. Mit geschlossenen Augen holen Sie nun ein Bild aus Ihrer Erinnerung hervor und streichen es in Ihrer Vorstellung weiß an. Ich übertünche gern unerfreuliche Bilder. Ist das Bild schön weiß, stelle ich mir dann einen Farbstift an meiner Nasenspitze vor. Ich öffne die Augen und sage mir, daß ich mit diesem tollen Stift in jeder Farbe malen kann. Dann blicke ich auf eine leere Wand und male ein völlig neues, schönes Bild.

Anschließend skizziere ich mit dem Nasenstift die Ecken des Raumes, Dinge, die ich durchs Fenster sehe, Möbelstücke oder Objekte, die an der Wand hängen.

Ziel des Sehspiels: Durch die Wahrnehmung des inneren Auges wird das physische Auge geführt.

Spielen Sie das Spiel mit dem Nasenstift fünf Minuten am Tag.

Beobachtungen: **Können** Sie den Nah/Fern-Schwung in verschiedenen Entfernungen mit dem Nasenstift kombinieren?

Beachten Sie Anzeichen von Anspannung oder Überanstrengung der Augen oder Augenmuskeln.

Ich unterbreche das Zeichnen mit dem Nasenstift hin und wieder, um zwischendurch das Spiel »Sehen

mit einem weichen Blick« einzuschieben. Auch die Kombination von Blickwechsel- und Abtastspiel mit dem Nasenstift ist sehr zu empfehlen.
Finden Sie bestimmte Dinge schwieriger mit dem Nasenstift zu skizzieren als andere?
Blicken Sie bevorzugt auf einer Seite heraus? Gelingt es Ihnen, längere Zeit mit beiden Augen gleichzeitig zu sehen?

2. Woche

9. Tag Das Sonnen

Zweck: Die Augen sind Lichtempfänger. Auge und Gehirn lernen wieder, die wohltuende Wirkung des Sonnenlichts und seine Heilkraft zu genießen.

Hilfsmittel: Die ideale Lichtquelle für dieses Spiel ist die Sonne. Blicken Sie aber unter keinen Umständen direkt in die Sonne.
In manchen Jahreszeiten scheint die Sonne nicht oft, und dann ist die nächstbeste Lichtquelle eine 60- oder 100-Watt-Glühbirne, die tageslichtweißes Licht spendet (siehe Produkte für das 21-TAGE-PRO-GRAMM). Eine solche Birne hat den Vorteil, daß Sie das Sonnen- bzw. Lichtbaden der Augen auch zu Hause oder am Schreibtisch durchführen können.
Schrauben Sie die Birne in eine Schreibtischlampe mit trichterförmigem Schirm, damit Sie beim Arbeiten nicht geblendet werden.

Ausführung: Stehen Sie bequem oder setzen Sie sich, schließen Sie die Augen und wenden Sie das Gesicht der Sonne zu. Mit der Glühbirne als Lichtquelle gehen Sie in gleicher Weise vor.

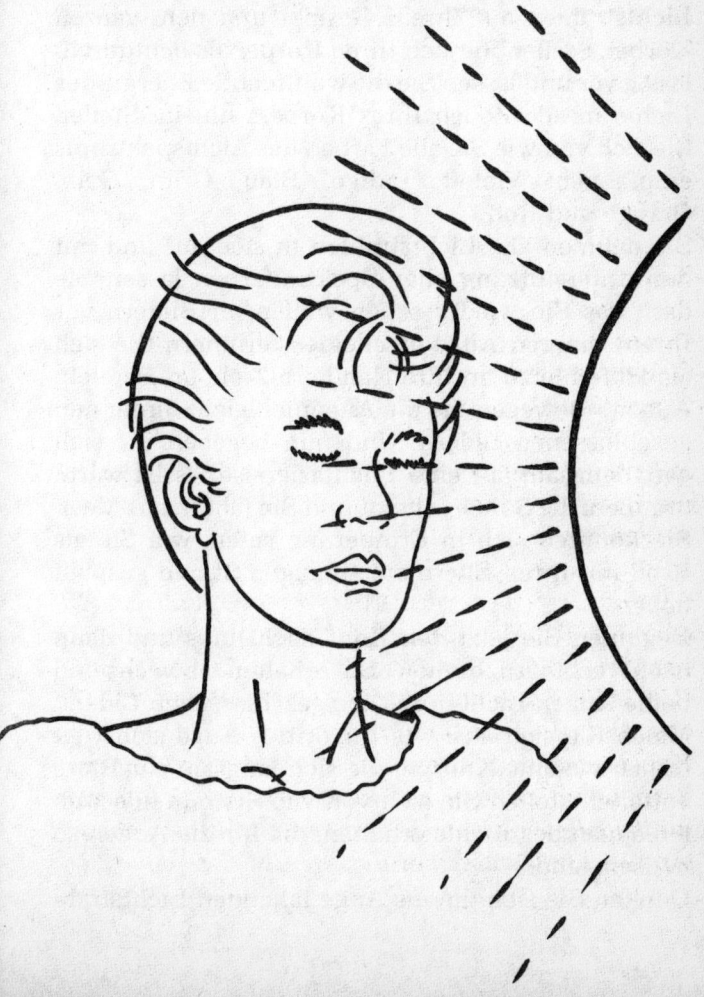

Die beidseitige Augenklappe hält einen Teil der Strahlen ab, aber in den äußeren Augenpartien ist die Wärme zu spüren. In den kalten Wintermonaten ist das besonders angenehm.

Sie genießen die wohltuende Wärme und spüren die Lichtstrahlen auf Ihrem Gesicht und dem ganzen Körper. Stellen Sie sich Ihren Körper als lichtdurchlässig vor und lassen Sie die wohltuende Energie des Lichts in alle Zellen Ihres Körpers hinein. Stellen Sie sich vor, wie Sie alle Farben des Lichtspektrums empfangen: Violett, Indigo, Blau, Grün, Gelb, Orange und Rot.

Sie nehmen alle Lichtstrahlen in sich auf und mit der Unterstützung aller Spektralfarben lassen Sie das, was Sie wieder sehen wollen, in Bildern vor Ihrem inneren Auge erscheinen (erinnern Sie sich als Hilfe hierzu an Ihre Nah/Fern-Ziele im Bereich: Augen). Bewegen Sie die Augäpfel leicht hinter den geschlossenen Lidern. Und nun begeben Sie sich ganz langsam auf eine Phantasiereise: es ist warm draußen, die Sonne scheint und Sie fahren ans Meer. Sie könnten sich in Erinnerung rufen, wie Sie als Kind mit Ihren Eltern am sonnigen Strand gespielt haben.

Beginnen Sie jetzt den Kopf nach links und dann nach rechts zu drehen. So erhalten abwechselnd beide Augen Licht durch die geschlossenen Lider.

Malen Sie sich aus, wie Ihr drittes Auge sich weit öffnet wie eine Knospe, die sich langsam zur Blüte entfaltet; stellen Sie sich vor, wie Sie nun alle Wellenlängen des Lichts erhalten, die für die Augen so heilsam sind.

Denken Sie sich die ins Auge fallenden Lichtstrah-

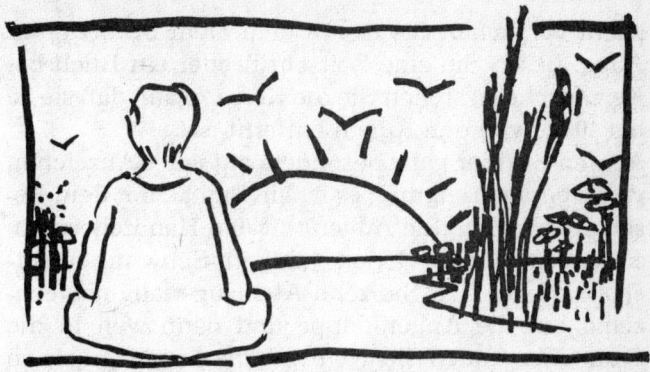

len als kleine Lichtpartikel, die auf die Netzhaut treffen und die Stäbchen und Zapfen stimulieren.

Malen Sie sich aus, wie die Epiphyse, die hinter dem dritten Auge liegt, dieses gesunde Licht erhält und wie eine Batterie geladen wird; lassen Sie die Epiphyse in farbigem Licht erstrahlen und dann hinausscheinen, als würden Sie mit dem dritten Auge sehen.

Während Sie dieses Strahlen spüren, beginnen Sie nun, beim Drehen des Kopfs ein- oder zweimal zu blinzeln. Genießen Sie das Licht, das in die Augen fällt. Stellen Sie sich das lebhafte Pupillenspiel beim Blinzeln vor. Fühlen Sie, wie der Irismuskel arbeitet und die Pupillenweite verändert.

Sonnen Sie die Augen täglich 50 bis 100 Atemzüge lang oder auch mehr.

Bei Computerarbeit empfiehlt es sich, das Lichtbaden/Sonnen jede Stunde eine Minute lang einzuplanen.

In dieser Woche sollten Sie auch mit der beidseitigen Augenklappe lesen, und zwar mit einem Auge. Vielleicht versuchen Sie es mit dem nicht bevorzugten Auge. Lesen Sie eine Zeitschrift oder ein Buch bei Kerzenschein; stellen Sie die Kerze so auf, daß sie 30 bis 40 cm von den Augen entfernt ist.

Achten Sie hier ganz besonders auf jedes Anzeichen von Überanstrengung; es ist ein Signal, mit dem Lesen aufzuhören, die Augen mit den Handtellern abzudecken oder durch den Nah/Fern-Schwung zu entspannen. Blicken Sie zehn Atemzüge lang abwechselnd auf die Augenklappe und dann weit in die Ferne. Was fühlen Sie, wenn Sie die Augen auf ein so nahes Objekt wie die Augenklappe einstellen? Spüren Sie, wie die Augenmuskeln nach innen ziehen? Drehen sich beide Augen gleichmäßig nach innen? Lassen Sie sich die Antwort von einer anderen Person geben.

Beobachtungen: Bei diesem Spiel wird sich mit der Zeit vielleicht Ihre Einstellung zum Licht verändern. Ich persönlich habe nicht mehr nach der Sonnenbrille gegriffen, besonders als ich Fett und Öl in meiner Kost reduzierte.

Besonders nützlich ist das Sonnen der Augen für die beiden Varianten der Weitsichtigkeit. Bei der altersbedingten Weitsichtigkeit, auch Presyopie oder Alterssichtigkeit genannt, ist das Nahsehen erschwert. Das Sonnen hält die Pupille klein und vergrößert so die Tiefenschärfe. Auch erleichtert der größere Kontrast dem Ziliarmuskel die Scharfeinstellung.

Bei der normalen Weitsichtigkeit wirkt sich das Sonnen der Augen entspannend auf den Akkommodationsmuskel aus.

2. Woche

10. Tag   Dynamisch-visuelle Mediation (DVM)

Zweck: Wir lernen, uns zu entspannen und auch visuell gelöst zu sein, während wir uns bewegen.

Ausführung: Tragen Sie bequeme, lockere Kleidung. Setzen Sie die beidseitige Augenklappe auf, stehen Sie aufrecht, Füße schulterweit auseinander.
Schließen Sie die Augen und fangen Sie an, die Schultern, Hüften und den Kopf gleichzeitig nach links zu drehen. Wiederholen Sie diese Bewegung nach rechts, dann wieder nach links, bis Sie hin- und herschwingen. Lassen Sie die Arme frei schwingen; beim Drehen werden sie sich vielleicht um den Kör-

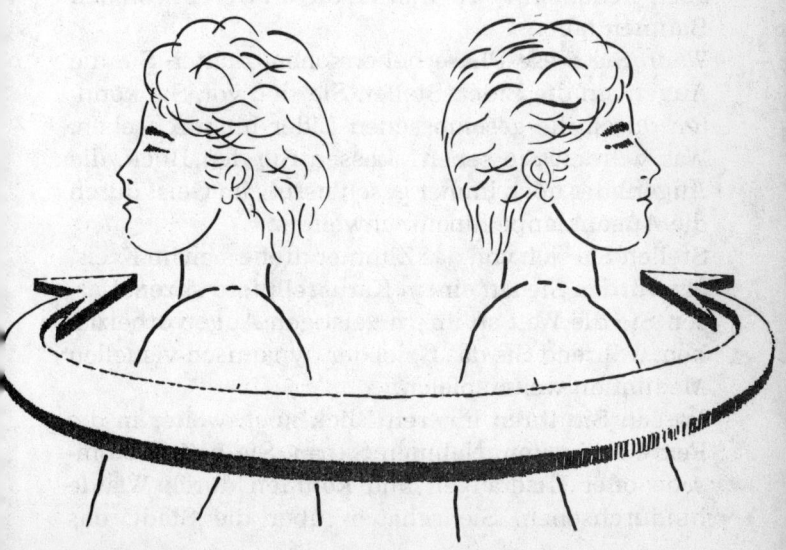

per schlingen. Lassen Sie dann bei der Linksdre-
hung die Ferse des rechten Fußes nach außen hoch-
kommen wie beim Golfspielen. Wiederholen Sie das
mit dem linken Fuß, wenn Sie sich nach rechts drehen. Drehen Sie sich so weiter, am Anfang zehn Minuten lang.

Sollte Ihnen schwindlig werden oder sollten Sie das
Gleichgewicht verlieren, prüfen Sie, ob Sie vielleicht
zu analytisch über den Bewegungsablauf nachdenken.

Wenn es Ihnen gelingt, ein friedvolles Bild in Ihrer
Vorstellung zu schaffen, werden Sie leichter wieder
in die Balance zurückkehren. Atmen Sie ruhig ein
und aus und stellen Sie sich vor, Sie sähen Wälder,
Berge oder das Meer vor sich. Fühlen Sie die rhythmische Bewegung des Körpers. Lösen Sie sich von
allen Gedanken – wie Blätter, die im Herbst von den
Bäumen fallen.

Wenn Sie diese Phase beherrschen, richten Sie die
Augen auf die Lider. Stellen Sie sich vor, Sie könn-
ten durch die geschlossenen Lider hindurchsehen.
Was würden Sie sehen? Lassen Sie den Blick, die
Augenlider noch immer geschlossen, im Geist durch
die Augenklappe hinausschweifen.

Stellen Sie sich vor, das Zimmer drehe sich im Kreis,
als würden Sie auf einem Karussellpferd sitzen. Lassen Sie die Welt an ihrem geistigen Auge vorbeizie-
hen, während Sie das Spiel der dynamisch-visuellen
Meditation weiterspielen.

Lassen Sie Ihren inneren Blick noch weiter in die
Ferne schweifen. Nehmen Sie an, Sie hätten bioni-
sche oder Laseraugen und könnten durch Wände
hindurchsehen. Sie schauen über die Stadt, das

ganze Land, den Erdball und dann in den Weltraum hinaus.

Dabei bewegen Sie sich die ganze Zeit mit geschlossenen Augen hin und her.

Wie weit reicht Ihre Vorstellungskraft hinaus, bevor das Bild unklar oder verschwommen wird?

Öffnen Sie jetzt behutsam die Augen und fahren Sie mit der DVM fort. Richten Sie Ihre Aufmerksamkeit zuerst auf die Augenklappe, während Sie weiterschwingen.

Probieren Sie, durch die Klappe hindurchzusehen, wie Sie es mit geschlossenen Augenlidern gemacht haben. Dann fangen Sie an, seitlich an den Klappenrändern vorbeizusehen.

Das Ziel ist es, zu erfühlen, wie die Augen bei diesem Spiel ganz ruhig sind und sich auch nicht in den Augenhöhlen bewegen. Sie sollten sich nur zusammen mit dem Kopf, den Schultern und Hüften bewegen.

Spielen Sie das Spiel in seinen einzelnen Phasen. Es ist wichtig, daß Sie jede Phase erst beherrschen, bevor Sie zur nächsten übergehen.

Beobachtungen: Bitten Sie eine andere Person, Ihre Augen zu beobachten; es sollten keine ruckartigen Augenbewegungen auftreten.

Wenn Sie Anstrengung oder Ermüdung verspüren, malen Sie irgend etwas mit weißer Farbe an oder spielen Sie das Blickwechsel- bzw. Abtastspiel mit den Augen.

Streuen Sie nach und nach Spiele der ersten Woche in die DVM ein.

Probieren Sie verschiedene Musik aus. Mir haben

vom Tempo her die BRANDENBURGISCHEN KONZERTE von Bach sehr zugesagt.

Wie sehen Sie nach diesem Spiel die Sehprobentafeln mit der partiellen Augenklappe? Und wie sehen Sie, wenn Sie die Klappe abnehmen?

> Du kannst dich nicht auf die Augen verlassen, wenn du verschwommene Vorstellungen hast.
>
> *Mark Twain*

2. Woche

11. Tag   Augenmuskeldehnung

Zweck: Behutsame Dehnung der Augenmuskeln zur Beseitigung von Spannungen.

Ausführung: Tragen Sie die beidseitige Augenklappe, setzen Sie sich bequem hin, die Hände auf dem Schoß ruhend und die Füße in entspannter Haltung fest auf dem Boden.

Atmen Sie einige Male tief ein und aus und blicken

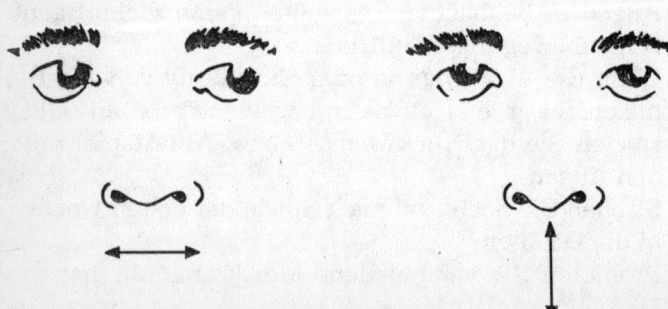

Sie dann beim Einatmen weit nach oben, damit die Augenmuskeln behutsam gedehnt, aber nicht überdehnt werden.

Halten Sie den Atem an, und wenn Sie bereit sind auszuatmen, dehnen Sie die Augenmuskeln behutsam durch den Blick nach unten und atmen dabei aus. Wiederholen Sie diese Aufwärts- und Abwärtsbewegung für drei Atemzüge. Dann bewegen Sie die Augen nach links und nach rechts sowie nach links oben und nach rechts unten. Achten Sie beim Blick nach rechts auf Ihr rechtes Gesichtsfeld und umgekehrt.

Wenn Sie die obigen Schritte beherrschen, lassen Sie die Augen kreisen; achten Sie auch hier auf maximale Muskeldehnung, ohne zu überdehnen. Nach dem Augenkreisen für drei bis fünf Atemzüge in beide Richtungen dürften die Augen wieder »quicklebendig« sein.

Denken Sie immer daran: Visuelle Fitneß entwickelt sich, wenn das Sehspiel leicht ist, ohne Anspannung oder Anstrengung. Und sollten Sie Anspannung bemerken, dann atmen Sie ein bißchen mehr in diese Gespanntheit hinein. Vermeiden Sie extremes Deh-

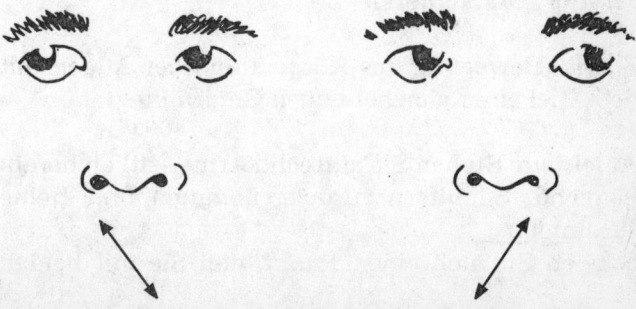

nen, es würde die Augen nur noch mehr anstrengen. Wenn Sie mit allen Richtungen fertig sind, atmen Sie umgekehrt, nämlich beim Aufwärtsblick, aus.

Nehmen Sie nach dieser Aktivität die Augenklappe ab und decken Sie die Augen mit den Handtellern zu.

Wiederholen Sie die Augenmuskeldehnung drei- bis sechsmal täglich. Das können Sie tun, wenn Sie trainieren, kochen, fernsehen, am Computer arbeiten, in einer Schlange anstehen oder zu Fuß unterwegs sind.

Beobachtungen: Vergleichen Sie nach dem Augenmuskeldehnen Ihre Sehschärfe an der Sehprobentafel. Kneifen Sie die Augen nach dem Dehnen leicht zusammen.

Am Anfang werden Sie sicher merken, daß die Muskeln an manchen Stellen verspannt sind. Diese Verspannungen lösen sich im Laufe des Spiels.

2. Woche

12. Tag   Marschieren

Zweck: Bewegung des Körpers und der Augen mit dem Ziel einer ganzheitlichen Gehirnintegration.

Anleitung: Stehen Sie aufrecht, Arme seitlich herabhängend, Schultern zurückgenommen und Beine zusammen.

Suchen Sie sich einen Punkt, den Sie mit beiden

Augen an der partiellen Augenklappe vorbei sehen können – am besten schauen Sie zum Fenster hinaus.

Das Spiel beginnt – stellen Sie sich vor, Sie seien ein Soldat: Linken Arm und linkes Bein gleichzeitig vorstrecken, dann dasselbe rechts. Und so weiter 50 Atemzüge lang. Wählen Sie das Marschtempo wie bei einem flotten Spaziergang und atmen Sie gleichmäßig im Takt.

Sind Sie dann flott unterwegs, bewegen Sie die Augen nach links, wenn Sie die linken Gliedmaßen vorstrecken, und umgekehrt. Das wird am Anfang nicht ganz einfach sein; haben Sie also Geduld und gönnen Sie sich genügend Pausen.

Haben Sie auch diese Phase erreicht, marschieren Sie weiter und summen dabei eine Melodie oder ein Lied. Mit der Zeit sollten Sie das Spiel so entspannt spielen können, daß Sie in Gedanken am Strand entlanglaufen, durch Wälder und Berge streifen können, ohne das Gleichgewicht zu verlieren!

Dann klettern Sie noch eine Stufe höher: linken Arm und rechtes Bein gleichzeitig vorstrecken. Das ist der normale Überkreuz-Gang. Am Anfang blicken Sie dabei geradeaus nach vorn; später kommen die Augenbewegungen hinzu und zuletzt das Summen.

Beobachtungen: Beweisen Sie Mut und buchstabieren Sie beim Marschieren.

Ich marschiere auf einem Minitrampolin und beobachte dabei durchs Fenster die Vögel.

Marschieren Sie vor der Sehprobentafel. Schielen Sie in Richtung Augenklappe und blicken Sie dann auf die Buchstaben.

Malen Sie alles weiß an, während Sie marschieren.

Inzwischen haben Sie sicher gemerkt, daß dem Spaß an den Sehspielen keine Grenzen gesetzt sind, es sei denn durch Mangel an Phantasie.

Marschieren Sie gleichmäßig weiter, während Sie ablenkende Musik hören, oder bitten Sie einen Freund, Sie aus dem Konzept zu bringen.

Das Spiel ist besonders nützlich, um die Sehfähigkeiten von Legasthenikern und Menschen mit Leseschwierigkeiten zu entwickeln.

2. Woche

13. Tag   Akupressur

Zweck: Stimulierung der Akupressur/Akupunkturpunkte durch manuellen Druck und Massage. (Bei der Akupressur werden Nerven- und Energiepunkte durch Ausübung von Druck und Fingerbewegungen stimuliert. Ein ähnlicher Prozeß ist die Akupunktur, die von einem Akupunkteur ausgeführt wird. Die Stimulierung erfolgt hier durch Einstechen von Nadeln.)

Bei diesem Spiel wird keine Augenklappe getragen.

Ausführung: Beginnen Sie mit dem Hokupunkt. Der Hokupunkt ist der Hauptpunkt für die Organe des Kopfes und damit auch der Augen. Meinem Akupunkteur zufolge ist dies ein guter Punkt zur Linderung von Kopfschmerzen.

Legen Sie Daumen und Zeigefinger der linken Hand aneinander. Machen Sie den Muskelhügel der rechten Hand ausfindig (siehe Abbildung). Spreizen Sie Daumen und Zeigefinger der linken Hand. Legen Sie den linken Daumen auf den Muskelhügel und den linken Zeigefinger an die entsprechende Stelle der rechten Innenhand.

Drücken Sie Daumen und Zeigefinger fester aneinander, um Druck auf den Hokupunkt auszuüben. Stimulieren Sie jede Hand zehn bis 20 Atemzüge lang.

Hokupunkt

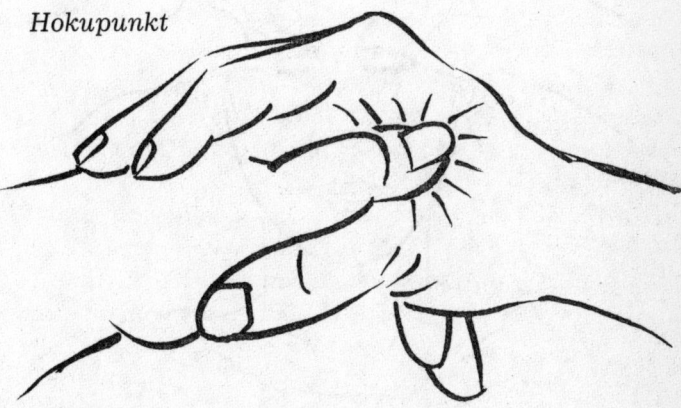

Der Augenbrauen/Daumenpunkt hat sich zur Verbesserung der Sehfähigkeit an der Sehprobentafel
als vorteilhaft erwiesen.
Benutzen Sie die Daumen, um an der Innenseite der
Brauen den Augenhöhlenrand zu massieren oder
Druck darauf auszuüben. Drücken Sie so lange auf
diesen Punkt, bis das Gefühl unangenehm wird. Die
übrigen Finger können an der Stirn anliegen.

Augenbrauen/
Daumenpunkt

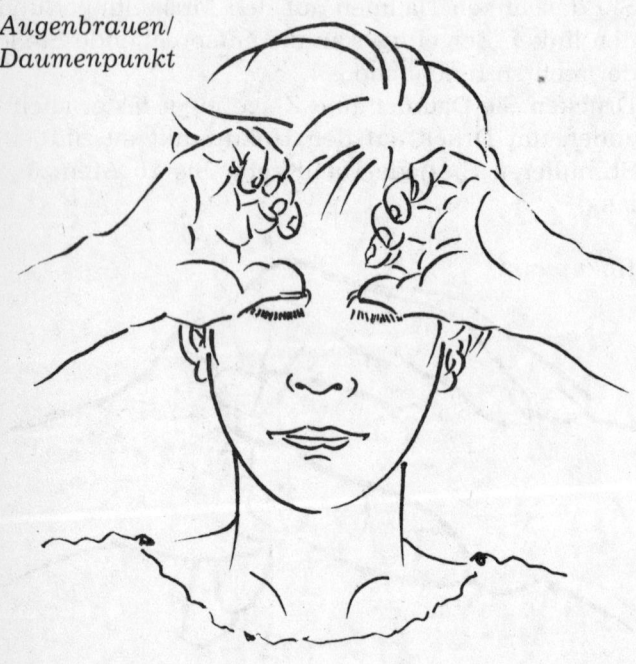

Der Nasenpunkt wird mit Daumen und Zeigefinger an der Nasenwurzel stimuliert. Die Stimulierung dieses Punkts lindert Druck infolge Überanstrengung.

Nasenpunkt

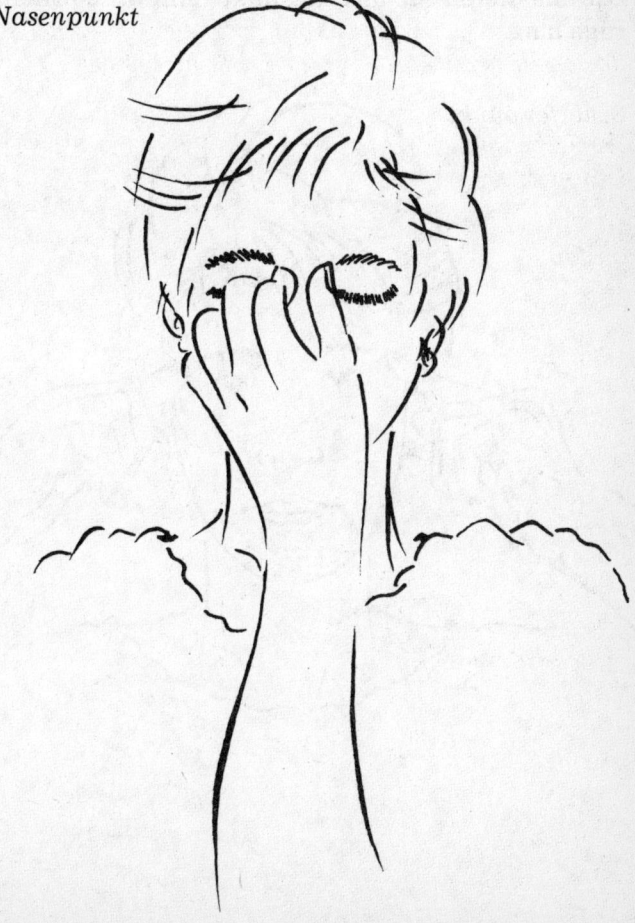

Der Schläfenpunkt befindet sich in einer Vertiefung seitlich am Kopf. Dieser Punkt wird bei Kopfschmerzen oder Druck im Schläfenbereich massiert. Legen Sie die Zeigefinger an die beiden Schläfen und finden Sie die Vertiefung. Üben Sie Druck aus und massieren Sie diesen Punkt zehn bis 20 Atemzüge lang.

Schläfenpunkt

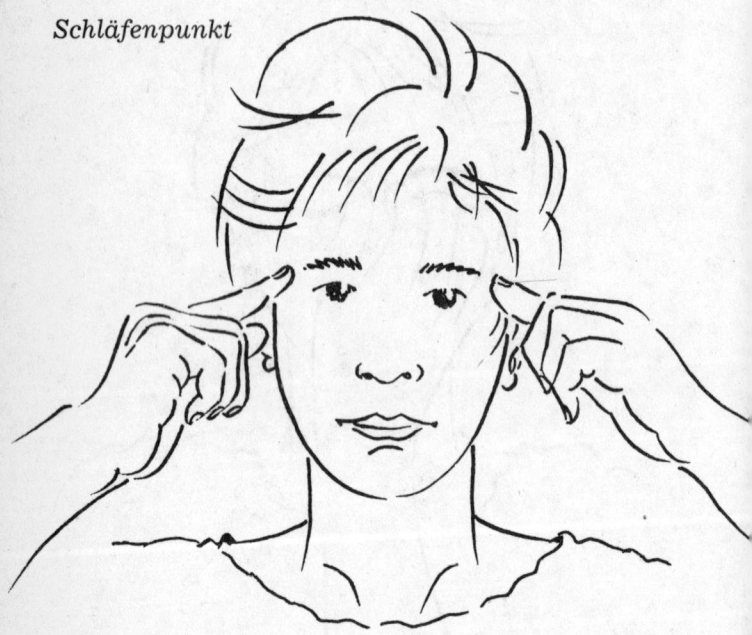

Massieren Sie mit Fingern und Daumen den Augenbrauen/Wangenpunkt, wie es auf dem Bild angedeutet ist. Die Stimulierung der Stirn löst Spannungen, die durch Überanstrengung der Augen verursacht sind. Das Massieren des Wangenpunkts macht die Nasennebenhöhlen frei und erleichtert das Atmen.

Augenbrauenpunkt

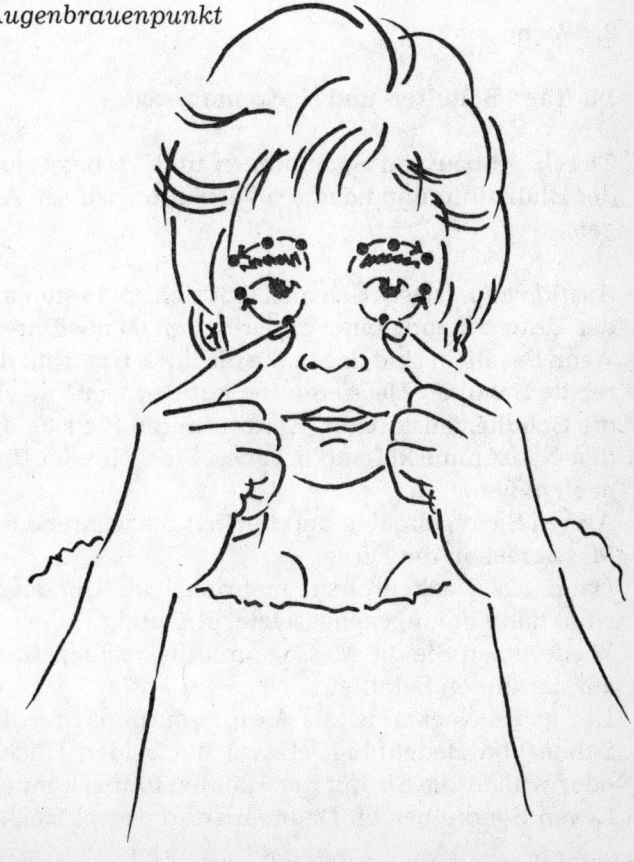

Beobachtungen: Beziehen Sie die Sehprobentafel in das Akupressurspiel ein.

Finden Sie einen Punkt, der Ihnen besonders gut hilft, Spannungen zu lösen.

Wie fühlen Sie sich nach diesem Spiel?

2. Woche

14. Tag   Schulter- und Nackenmassage

Zweck: Abbau von Spannungen und Verbesserung der Blutzufuhr und neuralen Verbindung zu den Augen.

Ausführung: Dieses Sehspiel läßt sich am besten mit der Unterstützung einer anderen Person ausführen. Wenn Sie allein sind, legen Sie die linke Hand auf die rechte Schulter. Massieren Sie mit den vier Fingern die Schultermuskulatur. Konzentrieren Sie sich auf den Nackenmuskel und arbeiten Sie sich vom Hals nach außen.

Atmen Sie regelmäßig und blicken Sie während des Massierens in die Ferne.

Dann das Nackenrollen: mehrmals im Uhrzeigersinn, dann in entgegengesetzter Richtung.

Wiederholen Sie die Massage mit der rechten Hand auf der linken Schulter.

Der ganze Nacken ist als Akupressurpunkt für das Sehen von Bedeutung, ebenso die beiden Höcker oder Wülste, die Sie mit den Händen fühlen können. Legen Sie die beiden Daumen auf die zwei Höcker

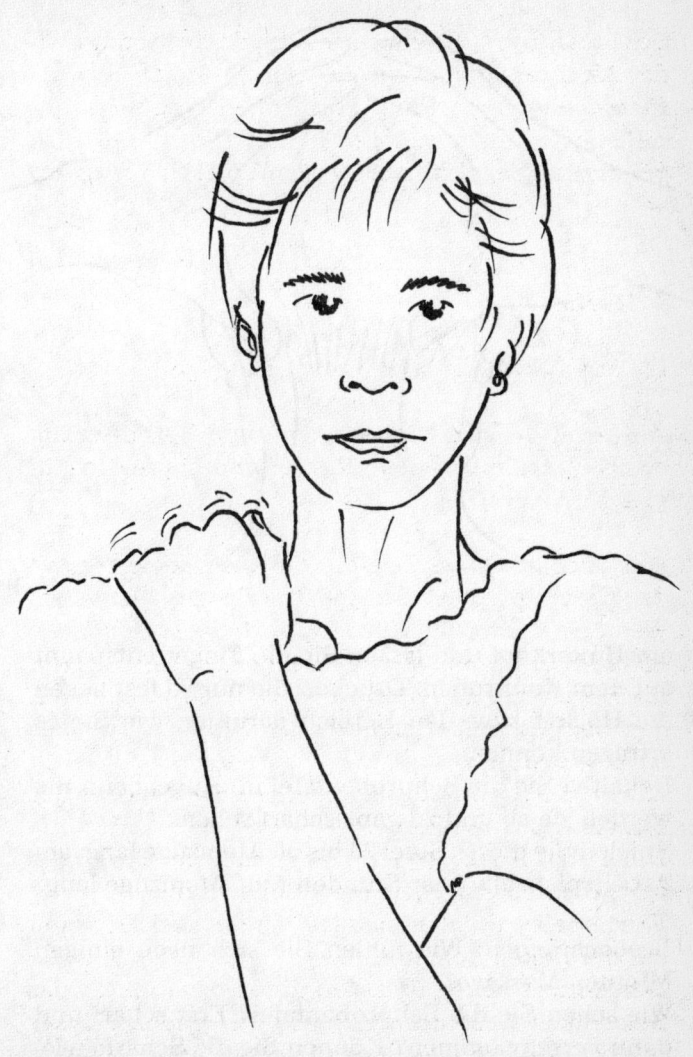

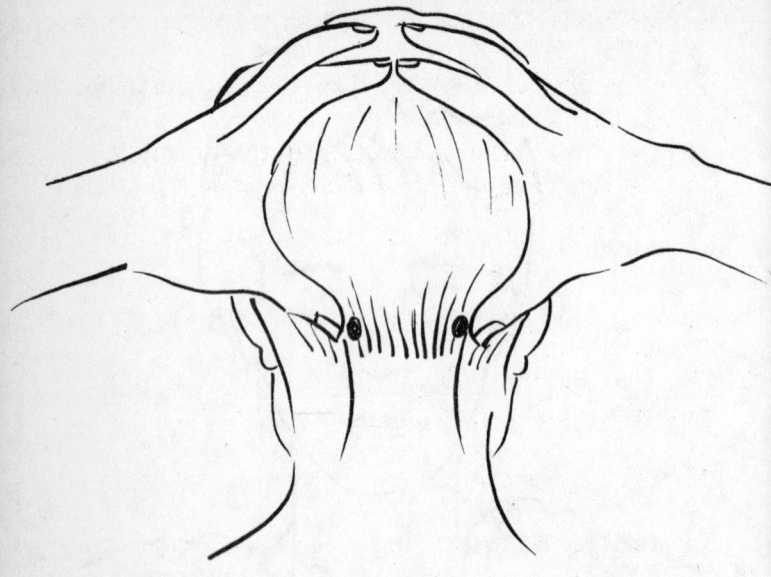

am Hinterkopf und lassen Sie die Finger entspannt auf dem Kopf ruhen. Drücken Sie nur so fest gegen die Höcker bzw. den Bereich darunter, wie Sie es ertragen können.

Behalten Sie die Sehprobentafel im Auge, denn Sie werden sie ab und zu ganz scharf sehen.

Spielen Sie dieses Spiel 20 bis 50 Atemzüge lang, am Arbeitsplatz alle paar Stunden fünf Atemzüge lang.

Beobachtungen: Wie fühlen Sie sich nach einigen Minuten Massage?

Wie sehen Sie die Sehprobentafel? Erst scharf und dann verschwommen? Können Sie die Schärfe wieder zurückbringen? Merken Sie einen Unterschied an der Tafel, wenn Sie die beidseitige Augenklappe abnehmen?

Kombinieren Sie dieses Spiel mit der Augenmuskeldehnung.

Behandeln Sie Ihre Lieblings-Akupressurpunkte.

Welche Kombination von Spielen bringt Ihnen am meisten?

3. Woche
(Bitte beachten Sie: Diese Woche wird bei den Sehspielen keine Augenklappe getragen!)

15. Tag   Perlenschnur

Zweck: Die Wahrnehmung jedes Auges wird trainiert. Das Gehirn lernt die Seheindrücke anzunehmen und sie im Rahmen einer ganzheitlichen Wahrnehmung im Gehirn zu verankern.

Hilfsmittel: Eine 3 m lange Schnur mit drei farbigen Perlen, die sich an der Schnur entlang verschieben lassen.

Ausführung: Befestigen Sie ein Schnurende an einem Türgriff oder einer anderen Halterung, zum Beispiel einem Haken, der in ein Holzteil eingeschraubt ist. Ich habe Perlenschnüre über dem Bett befestigt gesehen, an der Veranda, im Badezimmer und in der Küche. Besonders raffiniert fand ich die Befestigung an einem Fernseher!

Ziehen Sie die Schnur fest und bringen Sie das freie

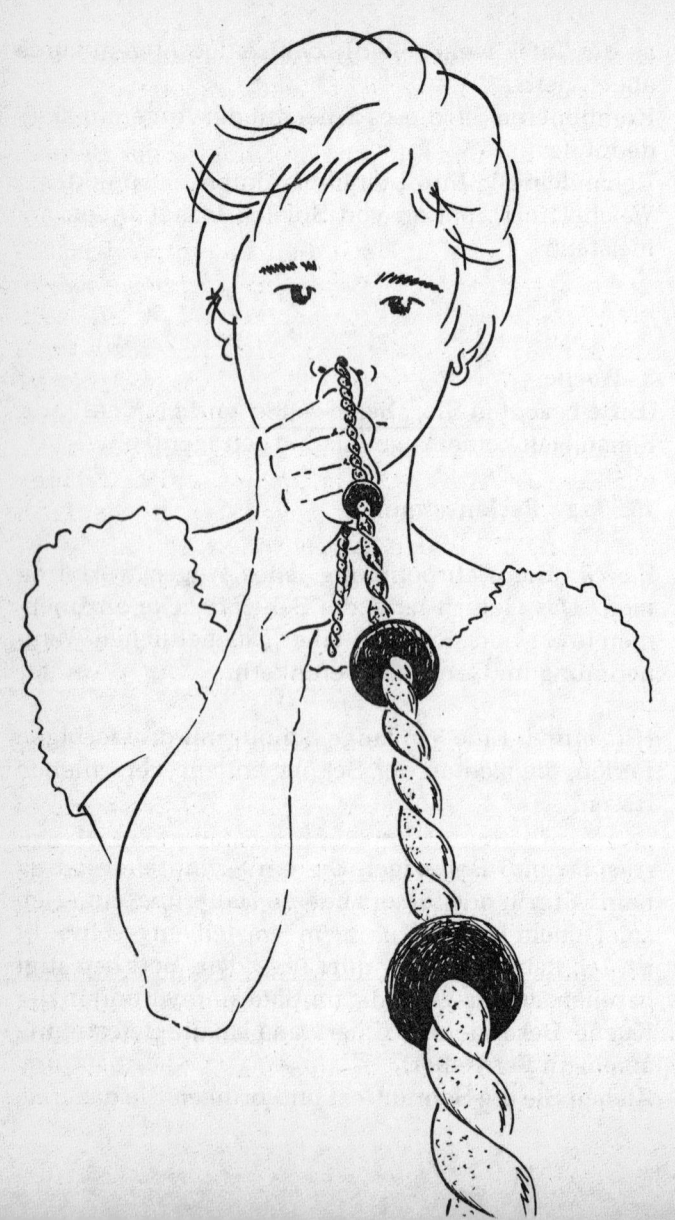

Ende an Ihre Nasenspitze. Achten Sie darauf, daß die Finger Ihnen die Sicht nicht versperren.

Schieben Sie eine der Perlen, sagen wir die rote, an das entfernte Ende neben den Knoten oder Befestigungspunkt. Die nächste Perle, die blaue, wird in die Mitte der Schnur gebracht, während Sie die grüne an Ihren Nahpunkt schieben (den Punkt, an dem Sie Einzelheiten der Perle eben noch erkennen können; die Entfernung wird davon abhängen, ob Sie weitsichtig oder nahsichtig sind). Wenn die nahe Perle unscharf wird, verändern Sie den Abstand, bis sie wieder scharf zu sehen ist. Richten Sie Ihre Aufmerksamkeit auf die grüne Perle, die Ihnen am nächsten ist. Atmen Sie entspannt und betrachten Sie die Kugel mit beiden Augen; achten Sie dabei auf das Gefühl in den Augen.

Sehen Sie eine Perle oder verrutscht sie zu einem Doppelbild? Spüren Sie Anspannung oder Zug in den Augenmuskeln? Können Sie wahrnehmen, was hinter der Perle passiert, während Ihr Blick auf der Perle ruht?

Die Antworten auf diese Fragen geben Ihnen Auskunft über Ihre visuelle Fitneß.

Wenn es Ihnen gelingt, den Blick auf der Perle zu lassen und zugleich das Umfeld wahrzunehmen, also direkt und zugleich indirekt zu sehen, werden Sie bemerken, daß die weiter entfernten Kugeln doppelt erscheinen.

Vermutlich sehen Sie auch zwei Schnüre, die von der nahen Kugel in zwei Richtungen ausstrahlen. Das ist ein gutes Zeichen. Es bedeutet, daß beide Augen zusammenarbeiten und das Gehirn beide Bilder akzeptiert.

Wenn Teile der Schnur nicht zu sehen sind, dann werden Teile des Sehraums unterdrückt. Das könnte bedeuten, daß Ihr Unterbewußtsein einen Teil dessen, was sich in Ihrer Welt befindet, nicht sehen möchte.

Verschwindet eine der entfernten Perlen, weist dies darauf hin, daß das Gehirn die Bildeindrücke von beiden Augen nicht gleichzeitig bewältigen kann.

Bringen Sie die nahe Perle noch dichter an die Nase heran. Wenn es Ihnen gelingt, diese einfach zu sehen, ist Ihre Sehfitneß gut. Fängt die Perle an, sich in zwei Bilder zu verschieben, dann sollten Sie das Spiel öfter spielen, bis Sie es beherrschen.

Das Perlenspiel eignet sich ausgezeichnet für Kinder im Vorschulalter; es bereitet sie visuell auf das Lesen vor.

Sie könnten die Perlenschnur auch benutzen, um Ihre Sehfitneß zu überprüfen, wenn Sie länger am Computer gearbeitet haben.

Spielen Sie das Spiel 20 bis 30 Atemzüge lang, machen Sie einen Nah/Fern-Schwung auf die anderen Perlen und decken Sie die Augen zum Schluß mit den Handtellern ab.

Beobachtungen: Unter welchen Bedingungen verschwinden die Perlen oder Teile der Schnur?

Was passiert mit der Schnur/den Schnüren oder den Perlen, wenn Sie während des Spiels buchstabieren, sich unterhalten oder nachdenken? Lassen Sie Ihre Gedanken einen Augenblick wandern. Was geschieht nun?

Lassen Sie Ihre Aufmerksamkeit zwischen den verschiedenen Perlen hin- und herwandern. Beachten

Sie dabei: Was Sie direkt sehen, erscheint als eine Perle, was Sie wahrnehmen, erscheint doppelt.

Schließen Sie die Augen und stellen Sie sich die räumliche Lage der Perlen vor. Machen Sie dann einen Nah/Fern-Schwung zwischen den einzelnen Perlen.

Wie ist es nach dem Spiel um Ihre Sehkraft bestellt – läßt sie nicht mehr so schnell nach?

3. Woche

16. Tag   Torspiel

Zweck: Die am 15. Tag gelernten Konzepte werden nun auf den Raum ausgeweitet und auf das tägliche Leben übertragen. Gehirn und Augen lernen ein Gleichgewicht zu finden zwischen Sehen und Wahrnehmen.

Hilfsmittel: Ein Stück biegsamer, kunststoffumhüllter Draht von 80 cm Länge.

Ausführung: Biegen Sie den Draht zurecht, wie Sie es auf dem Bild sehen; das Gebilde soll auf Ihren Kopf passen. Was Sie möchten, ist ein Stück Draht, das im Abstand von ungefähr 15 cm vor Ihren Augen hängt. Diesen Draht wollen wir in unserem Spiel als Torpfosten bezeichnen.

Es ist nun wie bei der Perlenschnur – wenn Sie am Torpfosten vorbeisehen, scheinen es zwei zu sein! Bringen Sie, was immer Sie gerade ansehen, genau zwischen die Torpfosten.

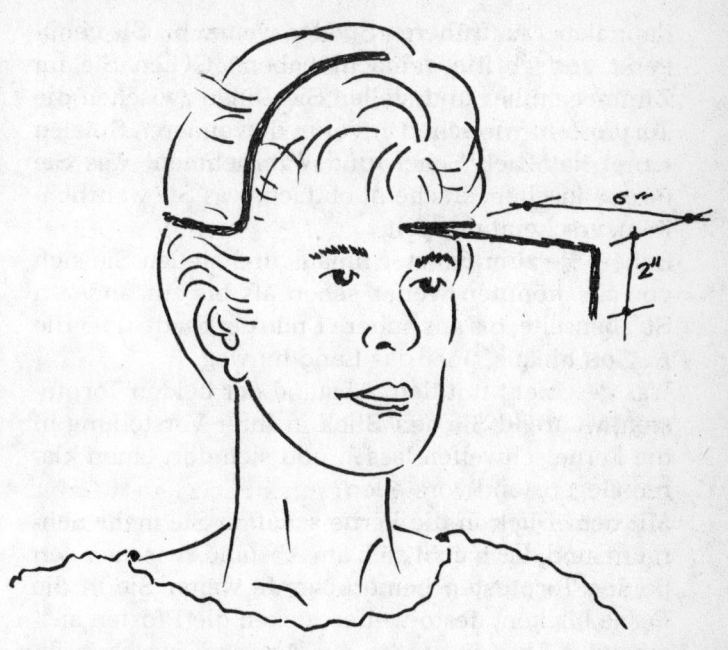

Sorgen Sie dafür, daß Sie immer zwei Pfosten sehen. Gelingt das nicht, blinzeln Sie, atmen einmal tief ein und aus, blicken auf den einzelnen Torpfosten und bleiben ganz entspannt. Der zweite Pfosten sollte dann wieder auftauchen. Tut er das nicht, nehmen Sie das Drahtgebilde ab und decken die Augen mit den Handtellern zu; dann dehnen Sie die Muskeln, massieren das Gesicht und gähnen tüchtig. Tun Sie das so lange, bis Sie zwei Pfosten sehen. (BEACHTEN SIE: Sollte es Ihnen nicht gelingen, zwei Torpfosten hervorzubringen, reicht Ihre Sehfitneß für das Torspiel vielleicht noch nicht aus. Arbeiten Sie dann lieber an früheren Spielen weiter, bis Sie genügend Fortschritte gemacht haben.) Gehen Sie im Zimmer umher und stellen Sie Dinge zwischen die Torpfosten. Wie schon zuvor in den anderen Spielen lautet das Ziel: Sehen und Wahrnehmen! Was Sie direkt ansehen, erscheint einfach, was Sie wahrnehmen, erscheint doppelt.

Sehen Sie zum Fenster hinaus und stellen Sie sich vor, Sie könnten weiter sehen als bis zur anderen Straßenseite, bis ans andere Ende der Stadt, über die Region hinaus, über das Land hinweg.

Was geschieht mit dem Abstand der beiden Torpfosten, während Sie den Blick in Ihrer Vorstellung in die Ferne schweifen lassen und sich dort einen klaren Gegenstand vorstellen?

Mit dem Blick in die Ferne schaffen Sie mehr Sehraum, und das macht sich am Abstand zwischen den beiden Torpfosten bemerkbar. Je weiter Sie in die Ferne blicken, desto weiter rücken die Pfosten auseinander. Und je größer der Abstand zwischen ihnen, desto mehr Raum ist vorhanden.

Erinnern Sie sich an das Perlenspiel: Stellen Sie sich vor, von dem Objekt in der Ferne sei eine Schnur bis zum realen, einzelnen Torpfosten gespannt.

Wenn Sie nun den Torpfosten direkt ansehen, verschmelzen die beiden Pfosten zu einem und die Augen gehen in Schielstellung. Keine Angst, sie rasten nicht ein – das Schielen ist völlig in Ordnung, solange es nicht anstrengt. Spielen Sie das Torspiel, solange Sie Lust haben.

Beobachtungen: Was ist es für ein Gefühl, wenn Sie den Torpfosten ansehen und einzeln sehen?

Bei Anzeichen von Anspannung oder Überforderung gönnen Sie den Augen genügend Erholung; Blinzeln, Atmen und Palmieren für 20 bis 50 Atemzüge sind geeignete Maßnahmen.

Spielen Sie das Torspiel, wenn Sie fernsehen, lesen, kochen, sich mit Freunden unterhalten oder am Computer arbeiten.

Machen Sie sich klar, unter welchen Bedingungen die beiden Torpfosten sich verändern. Beachten Sie, wenn einer der Pfosten schwächer oder unscharf wird, sich bewegt oder verschwindet. Achten Sie auch darauf, ob Sie unter bestimmten Bedingungen lieber nicht zwischen den Pfosten hindurchsehen würden.

Beim Torspiel läßt sich wunderbar beobachten, wie Gedanken, Streß und Anspannung die Zusammenarbeit der beiden Augen beeinflussen.

3. Woche

17. Tag Daumen-Tor

Dieses Spiel ist in Kapitel 11 ausführlich beschrieben. Blättern Sie bitte zurück.

3. Woche

18. Tag   Daumen-Fusion

Zweck: Auf der ersten Stufe beginnen wir räumliches (stereoskopisches) Sehen zuzulassen. Dann folgt die integrierte Wahrnehmung mit dem ganzen Gehirn.

Ausführung: Halten Sie die beiden Daumen, einen hinter den anderen, in 25 cm Abstand vor die Augen. Blicken Sie in die Ferne, so daß Sie gleichzeitig auch die zwei Daumen wahrnehmen.
Bringen Sie die Daumen nun im Abstand von ungefähr 5 cm nebeneinander.
Blicken Sie weiterhin in die Ferne und beobachten Sie, wie Sie nun entweder vier oder drei Daumen sehen.
Bringen Sie die Daumen etwas weiter auseinander, bis Sie drei Daumen sehen. Atmen Sie regelmäßig und blinzeln Sie, damit Sie das Bild mit drei Daumen halten können.
Blicken Sie nun auf den Punkt, an dem Sie die drei Daumen vermuten – wie Sie sehen, werden es wieder zwei.
Lenken Sie Ihre Aufmerksamkeit in die Ferne und es werden wieder drei. Praktizieren Sie die wechselnde Nah/Ferneinstellung, bis es Ihnen ohne weiteres gelingt, drei Daumen zu sehen, zum Beispiel auch dann, wenn Sie etwa nur auf einem Bein stehen!
Bewegen Sie Ihre beiden Daumen näher an die Au-

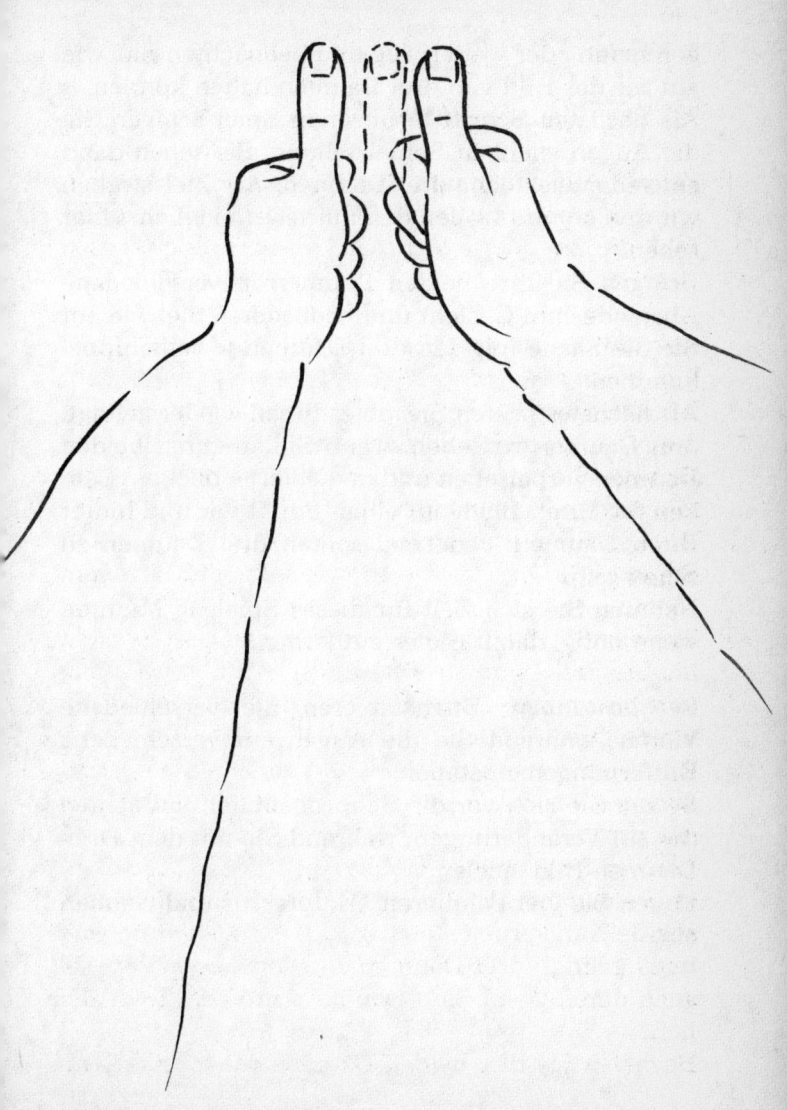

gen heran oder weiter weg und beobachten Sie, wie
gut Sie das Bild von drei Daumen halten können.

Als nächsten Schritt in unserem Spiel bringen Sie
die Augen leicht in Schielstellung. Sie sehen dann
entweder vier oder drei Daumen. Als Ziel streben
wir drei an und wollen den mittleren möglichst klar
sehen.

Bringen Sie Ihre beiden Daumen in verschiedene
Abstände zum Gesicht und beobachten Sie, wie gut
Sie die Sache mit den drei Daumen jeweils hinbe-
kommen.

Als nächstes prüfen Sie, ob es Ihnen wieder gelingt,
drei Daumen zu sehen, wenn Sie an Ihren beiden
Daumen vorbeisehen und in die Ferne blicken. Lenken Sie Ihren Blick auf einen Punkt vor und hinter
Ihren Daumen. Jedesmal sollten drei Daumen zu
sehen sein.

Nehmen Sie sich Zeit für dieses Spiel, 15 Minuten
wenn nötig, damit Sie es gut lernen.

Beobachtungen: Buchstabieren Sie verschiedene
Wörter, während Sie die Augen auf verschiedene
Entfernungen einstellen.

Setzen Sie sich vor die Sehprobentafel und achten
Sie auf Veränderungen, während Sie mit dem Drei-
Daumen-Bild spielen.

Fügen Sie viel Palmieren, Akupressur und Gähnen
ein.

3. Woche

19. Tag   Kreise

Dieses Spiel ist in Kapitel 11 ausführlich beschrieben. Blättern Sie bitte zurück.

3. Woche

20. Tag   Visualisieren

Zweck: Wir lernen Bilder zu kreieren, die wir vor unserem inneren Auge ablaufen lassen.

Ausführung: Suchen Sie sich eine ruhige Stelle für dieses Spiel, damit Sie ungestört sind.
Entspannen Sie sich zunächst gut. Atmen Sie fünfmal tief ein und aus und genießen Sie dieses schöne Gefühl.
Lassen Sie ein inneres Bild von Ihrer Person entstehen, so, wie Sie sich heute selbst sehen. Stellen Sie sich Ihr Heim vor, Tiere, das Schlafzimmer, die Küche. Sehen Sie die Farben der Wände, den Blick aus verschiedenen Fenstern.
Rufen Sie sich eine Reise des letzten Sommers in Erinnerung. Lassen Sie die Bilder in lebhaften Farben entstehen. Stellen Sie sich vor, wie Sie die Gegenstände, die Sie im Geist sehen, berühren und fühlen.
Sie hören sich selbst im Gespräch mit Freunden, Familienmitgliedern und Kollegen.

Drehen Sie nun die Zeit zurück und wiederholen Sie dasselbe Spiel für ein anderes Lebensalter.

Wie gut sehen Sie Ihre Eltern? Können Sie sehen, wie diese sich mit Ihnen beschäftigen? Fühlen Sie Liebe von ihnen ausgehen? Können Sie ein Bild entstehen lassen, wie Ihre Eltern Sie jetzt liebevoll umsorgen?

Sehen Sie sich jetzt selbst ohne Brille oder Kontaktlinsen. Wie würden Sie ohne Brille sehen? Würde es Ihnen gefallen? Haben Sie eine Vorstellung, wie lange es noch dauern könnte, bis es soweit ist?

Stellen Sie sich vor, wie Sie als Kind ohne Brille ausgesehen haben.

Gehen Sie 18 Monate vor den Zeitpunkt der Verschreibung Ihrer ersten Brille zurück. Wie war das damals? Hatten Sie Kummer oder Sorgen? Lassen Sie Ihr inneres Auge in die Vergangenheit, in die Gegenwart oder in die Zukunft schweifen und sehen, was immer an Bildern entsteht.

Beobachtungen: Wie leicht fällt es Ihnen, sich Dinge bildlich vorzustellen? Können Sie Ihren Gedanken einfach »freien Lauf« lassen? Finden Sie die nötige innere Ruhe, um mühelos Bilder entstehen zu lassen?

Wie gut können Sie zu Papier bringen, was Sie sich vorgestellt haben?

Wie hängen die inneren Bilder mit Ihren Nah- und Fernzielen zusammen?

3. Woche

21. Tag   Mein eigenes Sehfitneß-Programm

Zweck: Rückschau auf das ganze Programm zu halten, um zu entscheiden, wie sich die wirksamsten Elemente in den Alltag einbeziehen lassen.

Ausführung: Lesen Sie Ihr Tagebuch durch, um sich die Sehspiele mit der besten Wirkung in Erinnerung zu rufen, und stellen Sie in einer Liste zusammen, welche Aktivitäten Sie in Zukunft beibehalten möchten. Das eigene Sehfitneß-Programm kann Entspannungsübungen enthalten, spezielle Cassetten zur Tiefenentspannung bzw. mit Phantasie-Reisen, Augenklappen, Sehspiele, Ernährungsaspekte, aerobes Training, positiv unterstützende Leitsätze (Affirmationen) und Notizen.
Sie könnten zum Beispiel einmal in der Woche die Sehprobentafeln benutzen sowie Augenklappen für spezifische Aktivitäten wie Lesen, Buchhaltung oder Computerarbeit.
Wann könnten Sie Ihre bevorzugten Sehspiele im Laufe des Tages ausführen? Am Ende des heutigen Tages sollten Sie einen Gesamtplan haben, aus dem hervorgeht, wie Sie Ihr Sehfitneß-Programm fortzuführen gedenken.

Beobachtungen: Wie gut gelingt es Ihnen, Ihr Programm konsequent durchzuführen?
Werden Sie mit einem Optometristen/Augenarzt zusammenarbeiten?

Wann gedenken Sie Ihre nächste schwächere Brille
zu bekommen?

Haben Sie einen Freund oder eine Freundin, die das
21-TAGE-PROGRAMM möglicherweise später mit
Ihnen wiederholen möchte?

Ein letztes Wort vom Verfasser

Sie haben das 21-TAGE-PROGRAMM bis zum
Schluß durchgehalten und können stolz darauf sein.
Ich persönlich würde mich freuen, etwas über Ihre
Fortschritte zu erfahren, damit ich die Ergebnisse in
späteren Veröffentlichungen berücksichtigen kann.
Erreichen können Sie mich über Post Office Box
25 412, Portland, OR 97 225, USA.

Schreiben Sie mir ruhig. Es würde mir auch Gelegenheit geben, Sie über meine Seminare und Besu-
che in verschiedenen Zentren zu informieren und
über künftige Entwicklungen im Rahmen des 21-
TAGE-PROGRAMMS auf dem laufenden zu halten.

Robert-Michael Kaplan, O. D., M. Ed.

Nachwort

Die Welt in unseren Augen

Die afrikanischen Buschmänner führten vor dem
Coca-Cola-Experiment ein sehr friedliches Leben.
Konflikte zwischen den Stammesangehörigen waren selten. Auch Tiere sind ruhig, wenn sie die Wildnis in Freiheit durchstreifen können. Vergleichen
Sie das mit der schwarzen Bevölkerung, die durch
die Politik der Apartheid unterdrückt wird, mit Tieren, die in Käfigen gehalten werden, und Menschen,
die sich einer Militärherrschaft fügen müssen.
Angst- und Zornreaktionen auf milieubedingte oder
soziale Zwänge können das natürliche Sehen beeinträchtigen. Da dies in der ganzen Welt zu beobachten
ist – denken wir nur an die ständigen Kämpfe zwischen Arabern und Juden oder Protestanten und
Katholiken, von Spannungen zwischen den Vereinigten Staaten und der Sowjetunion ganz abgesehen –, überrascht es nicht, daß sich eine zunehmend
defensive Lebensanschauung entwickelt. Es ist naheliegend anzunehmen, daß aus Angst und Zorn geborene Vorurteile und Ansichten sich störend auf
die Gesamthirnfunktion auswirken.
In der Zeitschrift NEWSWEEK sah ich unlängst ein
Foto von aufbegehrenden Schwarzen in Südafrika.
Der auffallendste Aspekt der Aufnahme war der Haß
und Zorn in ihren Augen.
Ich habe mich öfters gefragt, was wohl geschehen
würde, wenn die Regierenden unserer Länder weltweit durch Fitneßgläser sehen würden. Wäre die

Welt eine andere, wenn mehr Menschen ein Höchst-
maß an visueller Fitneß erreichen würden?

Aus meiner persönlichen Erfahrung heraus kann ich
nur sagen, daß die natürliche Wahrnehmung – anders als das, was durch die Filter von Voreingenom-
menheit, Rassenvorurteilen, Machthunger, Geldgier
und politischem Machtstreben gesehen wird – eine
ruhige, friedliche Perspektive vom Jetzt und von der
Zukunft vermittelt. Es ist ein großer Wunsch von
mir, daß die hier vorgestellten Prinzipien, Theorien,
Techniken und Vorschläge dazu beitragen mögen,
neue Horizonte der Wahrnehmung aufzuzeigen, und
das ist weit mehr als ein Sehen mit 20/20 oder 6/6!

»Wohin du auch immer deinen Blick schweifen
läßt, entdecke Liebe und Frieden!«

Anhang

Forschungsbericht

Die folgende klinische Untersuchung wurde im Herbst 1982 an der Portland Optometric Clinic der Pacific University durchgeführt. Die Ergebnisse wurden 1982 in einer Veröffentlichung auf der jährlichen Tagung der Amerikanischen Akademie für Optometrie in Chicago vorgestellt. Dr. Brian Henson arbeitete an der Auswertung der statistischen Befunde mit.

Auswahl der Testpersonen

Die Testpersonen für die klinische Untersuchung wurden zufällig aus Personen ausgewählt, die auf eine Zeitungsannonce geantwortet oder anderweitig von dem Vorhaben gehört hatten. Potentielle Testpersonen wurden einer optometrischen Untersuchung unterzogen, um bestehende Refraktionsfehler, Augenmuskelgleichgewicht, Stereopsis und ggf. Ausmaß der Presbyopie (Alterssichtigkeit) zu bestimmen. (Es wurden für diese Studie nur kurzsichtige und alterssichtige Testpersonen ausgewählt.)

Die Testpersonen wurden schriftlich und mündlich über Zweck und Dauer der Studie informiert sowie über die Verpflichtungen, die sie einzugehen hatten. Die optometrischen Messungen wurden von Assistenten durchgeführt und von klinischen Optometristen überwacht. Zum Zeitpunkt dieser Messungen wußten weder die Assistenten noch die Testpersonen, ob die untersuchten Personen einer Versuchs- oder Kontrollgruppe angehörten.

Der Leiter des Projekts suchte die Teilnehmer für die Versuchsgruppe zufällig aus und brachte sie an einem Wochenende zu einem Einführungskurs zusammen. Zu diesem Zeitpunkt wurde ihnen mitgeteilt, daß sie der Versuchsgruppe angehörten. Die Einführung umfaßte die Erklärung des menschlichen Sehapparats, Erläuterungen zur Komplexität des Sehens, Anwendung von Affirmationen, Ernährung und Sehvermögen, aerobes Training und Bewegungsübungen, eine Cassette zur Tiefenentspannung, Umgang mit Sehprobentafeln und Sehspiele für zu Hause. Jede Testperson erhielt ein Handbuch, das weitgehend dem Inhalt des vorliegenden Buches entsprach, und alle Sehspiele in der Form des 21tägigen Programms.

Die Testpersonen erhielten Vordrucke zur Eintragung ihrer täglichen Mahlzeiten, Trainingszeiten, Sehprobenergebnisse sowie Leitlinien zur konsequenten Durchführung des Programms. Die Testpersonen füllten die im Text wiedergegebenen Fragebogen zur Ermittlung ihrer Sehfitneß und ihres Sehstils aus.

Die Testpersonen wurden dann in Teams mit ernannten Teamsprechern eingeteilt. Diese Teams hatten die Funktion, sich die 21 Tage hindurch gegenseitig zu unterstützen. Die Testpersonen konnten sich jederzeit an einen Teamsprecher wenden, um Probleme oder Bedenken vorzutragen. Die Teams trafen sich einmal in der Woche, um dem Teamsprecher über Schwierigkeiten und andere Erkenntnisse zu berichten, und der Teamsprecher zog dann den Untersuchungsleiter hinzu. So bestand laufend Kontakt zwischen den Testpersonen und den Forschern. Größere Probleme oder Mißverständnisse konnten so umgehend geklärt werden.

Die 21 Tage

Das 21-TAGE-PROGRAMM wurde in drei Abschnitte von je einer Woche eingeteilt. Die erste Woche war dem einäugigen Sehen (monokulare Phase) gewidmet. Die Testpersonen trugen bei ihrer täglichen Beschäftigung bis zu vier Stunden am Tag eine Augenklappe, solange sie sich keiner Gefahr ausgesetzt sahen. Sie spielten täglich die Sehspiele, jeden Tag kam ein neues hinzu.

Neben den Sehspielen lernten sie auch Atem- und Entspannungstechniken.

In der zweiten Woche, der binokularen Phase, befaßten sich die Testpersonen mit dem binokularen Sehen. Sie trugen bei den Sehspielen individuell angepaßte, binasale Klappen zur partiellen Abdeckung beider Augen. Zum Programm der ersten Woche kamen neue Spiele hinzu. Alle Spiele konnten ohne Geräte ausgeführt werden und wurden ohne weiteres verstanden. Beim binokularen Sehen sieht jedes Auge eine Hälfte des Gesichtsfeldes. Der Sehraum wird ohne Stereopsis wahrgenommen, da keine Fusion gegeben ist.

Die dritte Woche war ganz dem beidäugigen Sehen gewidmet (binokulare Phase). Zu den Spielen der ersten beiden Wochen kam täglich ein binokulares Spiel hinzu.

Die Testpersonen führten in den drei Wochen Buch über Nahrungszufuhr, aerobes Training, Sehstärke, tägliche Ziele und persönliche Erfahrungen. Am Ende der drei Wochen gaben sie sämtliche Aufzeichnungen ab und bekamen Termine für die Nachuntersuchung.

Ergebnisse

Zur Nachuntersuchung kamen die Teilnehmer der Versuchs- und Kontrollgruppen gleichzeitig in die Klinik. Assistenten nahmen wiederum die Messungen vor, ohne zu wissen, welcher Gruppe die betreffende Person angehörte. Tabelle I zeigt eine Aufschlüsselung der Versuchs- und Kontrollgruppen nach Alter, Bildungsgrad und Anzahl (n) der kurzsichtigen und alterssichtigen Teilnehmer.

Tabelle I: Daten der Testpersonen

	Kontroll-gruppe	Versuchs-gruppe
Anzahl (n)	21	62
Durchschnittsalter	37	34,7
Jüngster Teilnehmer	25	14
Ältester Teilnehmer	64	60
Bildungsgrad		
<Oberschule		1,7%
Oberschule		11,7%
>Oberschule		25,0%
College-Abschluß		41,6%
>College-Abschluß		6,7%
Diplom		6,7%
>Diplom		6,7%
Anzahl der Kurzsichtigen	15	50
Anzahl der Alterssichtigen	6	12

Tabelle II zeigt die klinischen Daten der Kontrollgruppe und der Versuchsgruppe. Die Messungen zu Stereopsis und Fixationsdisparität wurden mit dem American Optical Vectograph Slide, Polaroidfiltern und losen Prismen für die Nähe und die Ferne durchgeführt.

Tabelle II: Daten der Versuchsgruppe und der Kontrollgruppe

Test	Kontrollgruppe				Versuchsgruppe			
	n	Xv	Xn	t	n	Xv	Xn	t
Sehschärfe für Ferne unkorrigiert	17	20/75	20/66	0,88	44	20/105	20/77	3,877*
Stereopsis durch die getragene Brille	18	138″	126″	−0,638	48	206″	156″	3,15*
Bereich der Fixationsdisparität in Prismendioptrien für die Ferne	18	4,58	4,5	0,09	45	5,2	7,48	−5,38*
Bereich der Fixationsdisparität in Prismendioptrien für die Nähe	18	6,82	8,65	−1,55	45	7,58	9,02	−2,76*
Sehfitneß nach Fragebogen	20	7,55	8,85	−1,37	58	5,82	9,67	−7,17*
% Tragedauer der Brille (20/20)					40	78,9%	19,2%	11,66*

Xv = Mittelwert vorher
Xn = Mittelwert nachher
* = signifikanter Wert von mindestens 0,05; fünf geplante Tests mit zweiseitiger Fragestellung

Die Ergebnisse zeigen, daß sich für die Versuchsgruppe die Sehschärfe für die Ferne, Stereopsis für die Ferne und der Bereich der
Fixationsdisparität für Nähe und Ferne in Prismendioptrien zwischen den vorher und nachher durchgeführten Messungen bei
allen zum Besseren veränderten. Bei allen anderen optometrischen Daten war für beide Gruppen keine Verbesserung zwischen
vorher und nachher zu beobachten.

Die aus dem Fragebogen ermittelte Sehfitneß veränderte sich für
die Versuchsgruppe ebenfalls signifikant. Die Testpersonen wurden auch gebeten aufzuschreiben, wie lange sie ihre normale Brille
in den 21 Tagen trugen. Wie sich zeigte, fiel die prozentuale Trag-
dauer von 78,9% auf 19,2% ab – eine deutlich geringere Abhängigkeit von der Brille.

Tabelle III zeigt die Aufschlüsselung der kurzsichtigen und alterssichtigen Gruppe. Hier sind für die Alterssichtigen als Gruppe keine signifikanten Veränderungen festzustellen. Zwar besteht eine Tendenz zum Besseren wie für die ganze Versuchsgruppe, aber die gemessenen Veränderungen sind statistisch nicht signifikant. Vielleicht wären sie in einer größeren Stichprobe deutlicher zu erkennen.

Tabelle III: Versuchsgruppe: Meßwerte für Kurzsichtige und Alterssichtige

Test	Kurzsichtige				Alterssichtige			
	n	Xv	Xn	t	n	Xv	Xn	t
Sehschärfe für Ferne unkorrigiert	36	20/110	20/77	3,12*	11	20/68	20/61	2,5
Sehschärfe für Nähe unkorrigiert	36	20/26	20/27	,988	8	20/35	20/34	−,32
Stereopsis durch die getragene Brille	40	194″	150″	2,51	8	240″	187,5″	−1,87
Bereich der Fixationsdisparität in Prismendioptrien für Ferne	39	5,1	7,5	−5,18*	6	6	7,7	−1,41
Bereich der Fixationsdisparität in Prismendioptrien für Nähe	37	7,82	9,12	2,44	8	6,5	8,56	−1,3
Sehfitneß nach Fragebogen	40	5,87	9,98	−7,95*	12	7,75	9,17	−2,05

Xv = vorher
Xn = nachher
* = signifikanter Wert von mindestens 0,05; fünf geplante Tests mit zweiseitiger Fragestellung

Tabelle IV zeigt die prozentuale Veränderung bestimmter Verhaltensweisen vor und nach dem Sehtraining, ermittelt aus einem Fragebogen, den die Testpersonen ausfüllten. Die Beurteilung erfolgte nach einer Skala von 1 bis 10, wobei ein nie beobachtetes Verhalten mit 1 bewertet wurde und Dinge, die sie ständig taten, mit 10.

Tabelle IV: Verhalten

Liste der Verhaltensweisen, die sich zwischen den vorher und nachher durchgeführten Untersuchungen signifikant veränderten. Jedes nachstehend aufgeführte Verhalten wurde auf der Beurteilungsskala mit mindestens 5 eingestuft. Siehe Text für Erklärung der Beurteilungsskala. Unter vorher und nachher ist jeweils die Anzahl der Patienten aufgeführt, die das betreffende Verhalten angegeben hatten.

Verhalten	Vorher	Nach-her	Veränderung in %
1. Lasse Wörter oder Sätze aus	22	13	41
2. Lese Zeilen oder Sätze mehrmals	30	14	53
3. Lese zu langsam	22	13	41
4. Gelesener Text wird nach einer Weile weniger verständlich oder das Interesse daran erlahmt schnell	15	7	53
5. Kopfschmerzen im Stirn- oder Schläfenbereich	14	7	50
6. Gerunzelte Stirn, finsterer Blick oder zusammengekniffene Augen	20	14	30
7. Stütze Kopf beim Schreiben auf den Arm	5	11	55
8. Schreibe unleserlich und/oder ungleichmäßig	12	7	42

Zusammenfassung

Das 21-TAGE-PROGRAMM hat gezeigt, daß Testpersonen, wenn sie bei der Anwendung einer interdisziplinären Methode zur Sehverbesserung unterstützt wurden, signifikante Veränderungen in ihrem Wahrnehmungsvermögen herbeizuführen vermochten, wie in binokularen optometrischen Messungen nachgewiesen wurde. Die Refraktionswerte änderten sich nicht wesentlich; doch die besseren Werte im Bereich der Fixationsdisparität können als gesteigerte Fähigkeit zur Bewältigung von visuellem Streß gedeutet werden. Die Kommentare der Testpersonen bezüglich ihres Verhaltens scheinen das zu bestätigen.

Verhaltensweisen, die mit allgemeinen Sehfähigkeiten und der Verarbeitung der visuellen Reize in Zusammenhang stehen, hatten sich zum Zeitpunkt der Nachuntersuchung gebessert. Diese Ergebnisse weisen darauf hin, daß ein kurzes, zu Hause durchgeführtes Sehtraining wie das 21-TAGE-PROGRAMM die visuelle Leistungsfähigkeit in bezug auf Augenbewegungen, Fokussieren und Beidäugigkeit verändern kann.

Schlußfolgerungen

Da so viele Variablen gleichzeitig eingeführt wurden – Ernährung, Entspannung, Augenklappen, Körpertraining, Sehspiele, Unterstützung durch die Gruppe, Affirmationen und andere – werden künftige Studien klären müssen, auf welche Variablen die Veränderungen im einzelnen zurückzuführen sind. Könnte es sein, daß der ganzheitliche Weg, wie er in diesem Buch beschrieben ist, für umfassende, den »ganzen Menschen« betreffende Veränderungen notwendig ist? Testpersonen der Kontrollgruppe unterzogen sich später genau dem gleichen Versuchsprogramm, ohne die engagierte Unterstützung zu erfahren, wie sie der ersten Gruppe zuteil wurde, und ihre Ergebnisse waren nicht wesentlich anders. Diese Testpersonen waren weniger geneigt, solche Anforderungen zu erfüllen, wie Ernährungs- oder Trainingsvorschläge zu beachten. Künftige Studien sollten diesen Aspekt eingehender untersuchen. Das 21-TAGE-PROGRAMM hat eindeutig demonstriert, daß Personen bei ausreichender Anleitung und Supervision imstande sind, ein Sehfitneßprogramm zu Hause durchzuführen. Ich würde mir wünschen, daß unseren Kindern Programme dieser Art beigebracht würden, damit sie, die nächste Generation, Sehfitneß auf höchstem Niveau erlangen kann. Vielleicht gelingt es ihnen dann, besser als 20/20 oder 6/6 zu sehen und andere Horizonte der Wahrnehmung zu entdecken!

Fachliteratur

Anderson, A.: *How the Mind Heals.* Psychology Today 51–56, Dezember 1982.

Aronsfeld, G. H.: *Eyesight Training and Development.* J. Am. Optom. Assoc. 7(4): 36–38, 1936.

Baldwin, W. R.: *A Review of Statistical Studies of Relations Between Myopia and Ethnic, Behavioral, and Psychological Characteristics.* Am. J. Optom. Physiol. Opt. 58(7): 516–27, 1981.

Balliet, R.; Clay, A.; und Blood, K.: *The Training of Visual Acuity in Myopia.* J. Am. Optom. Assoc. 53(9): 719–24, 1982.

Beach, G.; und Kavner, R. S.: *Conjoint Therapy: A Cooperative Psychotherapeutic-Optometric Approach to Therapy.* J. Am. Optom. Assoc. 48(12): 1501–08, 1977.

Bell, G.: *A Review of the Sclera and Its Role in Myopia.* J. Am. Optom. Assoc. 49: 1399–1403, 1978.

Bell, G. R.: *The Coleman Theory of Accommodation and Its Relevance to Myopia.* J. Am. Optom. Assoc. 51(6): 582–87, 1980.

Birnbaum, M. H.: *Holistic Aspects of Visual Style: A Hemispheric Model With Implications for Vision Therapy.* J. Am. Optom. Assoc. 49(10): 1133–41, 1978.

Dowis, R. T.: *The Effect of a Visual Training Program on Juvenile Delinquency.* J. Am. Optom. Assoc. 48(9): 1173–76, 1193–94, 1977.

Forest, E.: *Functional Vision: Its Impact on Learning.* J. Optom. Vis. Devel. 13(2): 12–15, 1982.

Francke, A. W.; und Carr, W. K.: *Culture and the Development of Vision.* J. Am. Optom. Assoc. 47(1): 14–41, 1976.

Friedman, E.: *Vision Training Program for Myopia Management.* Am. J. Optom. Physiol. Opt. 58(7): 546–53, 1981.

Gil, K. M.; und Collins, F. L.: *Behavioral Training for Myopia: Generalization of Effects.* Behavior Res. Ther. 21(3): 269–73, 1983.

Goss, D. A.: *Attempts to Reduce the Rate of Increase of Myopia in Young People: A Critical Literature Review.* Am. J. Optom. Physiol. Opt. 59(10): 828–41, 1982.

Gottlieb, R. L.: *Neuropsychology of Myopia.* J. Optom. Vis. Devel. 13(1): 3–27, 1982.

Graham, C.; und Leibowitz, H. W.: *The Effect of Suggestion on Visual Acuity.* Int. J. Clin. and Exp. Hypnosis 20(3): 169–86, 1972.

Greenspan, S. B.: *1979 Annual Review of Literature in Developmental Optometry.* J. Optom. Vis. Devel. 10(1): 12–74, 1979.

Harris, P. A.: *Myopia Control in China.* Opt. Extension Program 53, 1981.

Kaplan, R.-M.: *Hypnosis, New Horizons for Optometry.* Rev. Optom. 115(10): 53–58, 1978.

Kaplan, R.-M.: *Orthoptics or Surgery? A Case Report.* Optom. Weekly 68(39): 33–36, 1977.

Kaplan, R.-M.: *Changes in Form Visual Fields in Reading Disabled Children Produced by Syntonic (Colored Light) Stimulation.* The Int. J. Of Biosocial Res. 5(1): 20–33, 1983.

Kappel, G.: *Cataract Prevention and Cure Research.* Opt. Extension Program 52, 1980.

Kelley, C. R.: *Psychological Factors in Myopia.* J. Am. Optom. Assoc. 33(6): 833–37, 1962.

Kirshner, A. J.: *Visual Training and Motivation.* J. Am. Optom. Assoc. 38(8): 641–45, 1967.

Kruger, P. B.: *The Effect of Cognitive Demand on Accommodation.* Am. J. Optom. Physiol. Opt. 57(7): 440–45, 1980.

Lane, B.: *Nutrition and Vision.* J. Optom. Vis. Devel. 11(3): 1–11, 1980.

Empfohlene Bücher

Aihara, Herman; *Basic Macrobiotics*. Japan Publications, New York 1985.

Aihara, Herman; *Säure und Basen*. Mahajiva, Holthausen/Münster 1988.

Albert, Rachel: *Gourmet Whole Foods, Vegetarian and Macrobiotic Cuisine*. Grain of Salt Publishing, 2211 N.E. 50th, Suite 121, Seattle, WA 98105, 1986.

Brown, Barbara: *Super Mind*. Harer & Row, New York 1980.

Buzan, Tony: *Using Both Sides of your Brain*. E.P. Dutton, New York 1974.

Buzan, Tony: *Kopftraining*. Goldmann, München 1984.

Coca, Arthur: *The Pulse Test*. Arco, New York 1978.

Cooper, Kenneth: *The Aerobics Way*. M. Evans and Co, New York 1977.

Cooper, Kenneth: *Bewegungstraining*. Fischer, Frankfurt 1975.

Delacato, Carl H.: *The Treatment and Prevention of Reading Problems*. Springfield, Illinois: Charles C. Thomas, 1959.

Edwards, Betty: *Garantiert zeichnen lernen*. Rowohlt, Hamburg 1985.

Franck, Frederick: *The Zen of Seeing*. Vintage Books, New York 1973.

Gold, Svea: *When Children Invite Child Abuse: A Search for Answers When Love is Enough*. Fern Ridge Press, Eugene 1986.

Goldberg, Stephen: *The Four-Minute Neurological Exam*. Medmaster 1984.

Goodrich, Janet: *Natürlich besser sehen*. Verlag für angewandte Kinesiologie, Freiburg 1986.

Huxley, Aldous: *Die Kunst des Sehens*. Piper, München 1982.

Kime, Zane: *Sonnenlicht und Gesundheit*. Waldthausen Verlag, Ritterhude 1989.

Lowen, Alexander: *Bioenergetik*. Rowohlt Verlag, Reinbek 1979.

Mendelsohn, Robert: *Trau keinem Doktor. Bekenntnisse eines medizinischen Ketzers*. Mahajiva, Holthausen 1988.

Ott, John: *Risikofaktor Kunstlicht. Streß durch falsche Beleuchtung.* Knaur Verlag, München 1989.

Ott, John: *Light, Radiation and You.* Devin-Adair, Old Greenwich 1982.

Ponder, Catherine: *Die dynamischen Gesetze des Reichtums.* P. Erd Verlag, München 1985.

Ray, Sondra: *Ja zur Liebe.* P. Erd Verlag, München 1986.

Rotte, Joanna and Koji Yamamoto: *Vision: A Holistic Guide to Healing the Eyesight.* Japan Publications, New York 1986.

Samuels, Michael and Nancy: *Seeing With the Mind's Eye.* Random House, N. Y. 1975.

Scholl, Lisette: *Das Augenübungsbuch.* Rowohlt, Reinbek 1984.

Simonton, Carl O.: *Wieder Gesund Werden.* Rowohlt, Reinbek 1982.

Smothermon, Ron: *Drehbuch für Meisterschaft im Leben.* Context Verlag, Bielefeld 1986.

Vissel, Joyce and Barry: *Partner auf dem Weg der Liebe. Die spirituellen Möglichkeiten der Eltern/Kind-Beziehung.* Aquamarin Verlag, Grafing 1987.

Visell, Joyce and Barry: *Der gemeinsame Weg. Die partnerschaftliche Beziehung als Weg zu spiritueller Entfaltung.* Knaur Taschenbuchverlag, München 1989.

Produkte für das 21-TAGE-PROGRAMM

A. Augenklappen (schwarz oder weiß, schaumgummigepolstert, mit Gummiband; Kinder- oder Erwachsenengröße)
1. Erwachsene . . . . $ 4
2. Kinder . . . . $ 2
B. Glühbirnen, Daylight Blue Color Corrected (Ausgezeichnet zum Lesen und zur Bestrahlung der Augen im Sehspiel; zur Arbeitsplatzbeleuchtung am Computerterminal; für 3000 Betriebsstunden spezifiziert)
1. 100 Watt . . . . $ 8.50
2. 60 Watt . . . . $ 6,50
C. 30-Tage-Packung Nova Multivitamin/Mineralstoff-Ergänzungen (Von einem Chiropraktiker zusammengestellt; praktisch verpackt, mit Depotwirkung und kombiniert mit Kräutern und Enzymen) . . . . $ 25
D. Persönliche Cassette »Clearer Vision« Self Guided Imagery (Wenn Sie einen ausführlichen Fragebogen ausfüllen, erhalten Sie von Dr. Kaplan ein auf Ihre spezielle Situation zugeschnittenes Tonband) . . . . $ 85
E. »Relax and See«-Cassette (angewandt in den wissenschaftlichen Untersuchungen des 21-TAGE-PROGRAMMS)
. . . . $ 11,95
F. »Sehspiele des 21-TAGE-PROGRAMMS« auf drei Cassetten (Von Dr. Kaplan besprochen) – 21 Days Vision Games
. . . . $ 49,95

Anmerkung zu B: Eine im Blaubereich korrigierte Glühbirne der Lichtfarbe tageslichtweiß wird laut Informationen aus dem hiesigen Fachhandel nur von Philips hergestellt. Markenname: 60/100 Watt Glühbirne: TAGESLICHT. Die amerikanische Version hat eine andere Voltzahl.

Anmerkung zu D, E, F: Alle Cassetten sind bislang nur in englischer Sprache erhältlich. Cassette D enthält persönliche positiv unterstützende Leitsätze in Verbindung mit Tiefenentspannung. Cassette E enthält parallel zueinander eine geführte Tiefenentspannung mit den Affirmationen dieses Buches.

Bestellschein

Markieren Sie die Produkte, die Sie kaufen möchten

A1   A2   B1   B2   C   D   E   F

Geben Sie bitte die Menge an

____   ____   ____   ____   ____   ____   ____   ____

_____

Name (Druckschrift)

_____

Straße/Haus-Nr.

_____

PLZ Stadt   Tel.-Nr.

Legen Sie einen Bankscheck über den entsprechenden Betrag in Dollar bei, zuzüglich $ 5 Versandspesen, und schicken Sie den Bestellschein an:

Vision Alternatives,
P. O. Box 25 412,
Portland,
OR 97 225,
USA.

Sehprobentafeln

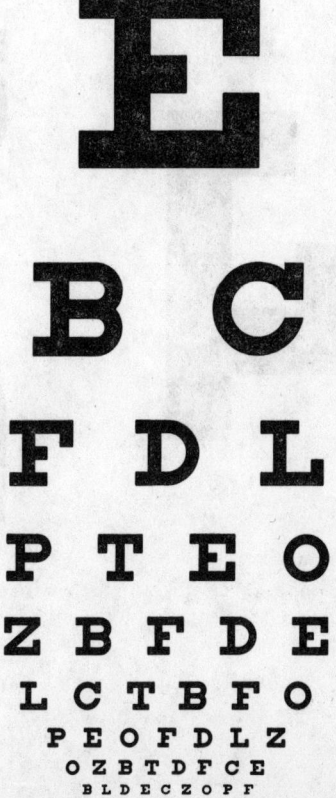

L O E E O

F D P T E F A O

C T B F

L P E D P E C F B N

E D F C Z P

F E L O P Z D

P E F O D L C F T

PEOFALZ

OZBTACE

BLDECZOPF

Informationsquellen

Kontaktadressen für Dr. Kaplan's International Vision Institute in Europa:

Niederlande: Han van den Brink, Weegbreestr. 44, NL-3765 XW Soest
Schweiz: Maya Hauser, Winterthurer Str. 60, CH-8006 Zürich, Schweiz
Italien: Vittorio Roncagli, Clin. Vill. Via D. Roncrio 25, I-40136 Bologna
Bundesrepublik Deutschland: Wolfgang Gillessen, Ettalstr. 42 A, 8 München 70

Die obigen Kontaktadressen geben Informationen über Termine von Einführungsseminaren, Trainingskursen und Sehlehrer/innen-Ausbildung. Sie versenden ebenfalls eine Liste von ausgebildeten Sehlehrer/innen. (Selbstadressierten und frankierten Briefumschlag bitte beilegen)

Europäische Gesellschaft für Optometrie
(Die Gesellschaft ändert momentan ihren Namen. Kontaktadresse bleibt aber gleich.)

Sekretariat: Rolf Dieter Duschner, Große Str. 9, D-2390 Flensburg. Herr Duschner kann auf Anfrage einige Augenoptiker vermitteln, die mit Methoden der Verhaltensoptometrie arbeiten.

Informationen über Makrobiotik (kostenloses Gesamtverzeichnis):

Makrobiotik-Buchversand, Am Blick 4, D-4419 Holthausen

U.S.A.:

Association For Children And Adults With Learning Disabilities
4156 Library Road, Pittsburgh, PA 15 234
Eine Netzwerkorganisation für Eltern/Lehrer

College Of Optometrists In Vision Development
353 H St., Suite C, Chula Vista, CA 92 010
Gibt Adressen von Optometristen, die in den U.S.A. Sehtherapie
anbieten

Optometric Extension Program Foundation, Inc.
2912 South Daimler St., Santa Ana, CA 92 705
Optometristen mit Interesse an einer funktionellen Sehverbesserung

National Health Federation
P.O. Box 688, Monrovia, CA 91 016
Organisation zum Schutz der Gesundheitsrechte.

American Optometric Association
243 N. Lindberg Blvd., St. Louis, MO 63 141
Professionelle Organisation für Optometristen

Informationen des International Vision Institutes über Einführungskurse und Trainingsprogramme Vision Educator Training Sehlehrer/innen – Ausbildung

Philosophie des Instituts

Das Sehen umfaßt strukturelle und funktionelle Komponenten. Die angebotenen Programme des Instituts gründen sich auf die Überzeugung, daß das Sehen ein dynamischer Zustand ist, der von vielen physischen, physiologischen und psychischen, das Verhalten beeinflussenden Faktoren abhängt. Die Lehrmethoden des Instituts stützen sich auf Prinzipien der Wissenschaft vom Sehen und schließen auch universelle alternative Therapien ein. Das Institut hat die Absicht, bekannte Forschungsarbeiten und Schulungsprogramme anzubieten, damit mehr Kinder, Erwachsene, Fachleute und ältere Menschen Gelegenheit haben, ihr Sehen zu verbessern und im Rahmen ihrer Möglichkeiten optimal zu nutzen.

Vorgeschichte des Instituts

Dr. Robert-Michael Kaplan, Direktor des Instituts, hat seine Forschungen und Sehprogramme unter dem Titel SPIELEND BESSER SEHEN nach dem 21-TAGE-PROGRAMM als Buch und auf Cassetten veröffentlicht. Dr. Kaplan untersucht seit 20 Jahren Konzepte, um die Information zu verbreiten, daß funktionelles Sehen und Wahrnehmen verbessert werden können. Er hat Optometristen und ihren Assistenten, Naturheilkundigen, Psychotherapeuten, Ärzten und Sehtherapeuten seine Ganzheitsmethode vermittelt, um der Epidemie visueller Störungen, mit denen die Welt heute konfrontiert ist, zu begegnen. Dr. Kaplan ist als Autorität auf dem Gebiet der Sehtherapie weltweit bekannt und wird kontinuierlich weitere Informationen über das International Vision Institute zur Verfügung stellen.

Geschichte und Hintergrund der Augenversorgung und Sehtherapie

Die Berufsstände der Optometrie und Ophthalmologie behandeln Sehbeschwerden in erster Linie vom mechanistischen Standpunkt der »Symptombehebung«. In Nordamerika, Europa und Afrika gibt es zur Zeit rund 1000 promovierte Optometristen, die sehtherapeutische Dienste anbieten. Die optometrische Sehtherapie hat breite Anwendungen, wie Behandlungsmaßnahmen für Einwärts- und Auswärtsschielen, sehschwache Augen, visuelle Wahrnehmungsstörungen, Kurz- oder Weitsichtigkeit, Legasthenie und Überanstrengung der Augen durch Computerarbeit.

In der Regel wird der Patient in der Praxis »behandelt«, und die Therapie findet durch ausgebildete Assistenten/innen statt.

Außerhalb der Hauptströmung der Augenversorgung und Sehtherapie gibt es Lehrer für natürliches Sehen. Diese Lehrer bieten Einzel- und Gruppenunterricht zur natürlichen Sehverbesserung an. Im großen und ganzen sind diese Lehrer/innen nach dem Bates-System geschult, und ihre Lehre ist nicht in die Optometrie oder Ophthalmologie eingegliedert.

Das Bewußtsein und die Notwendigkeit für eine funktionelle Sehverbesserung wächst allgemein, vor allem aber im schulischen und industriellen Bereich. Immer mehr Kinder haben Schwierigkeiten beim Erlernen des Lesens. Das liegt zum Teil an visuellen Wahrnehmungsstörungen, die gut auf Techniken der Sehverbesserung ansprechen. Allein in den U.S.A. sind bereits 15 Millionen Sichtgeräte im Einsatz, und die Symptome der Augenüberanstrengung durch ihre Benutzung nehmen täglich zu.

In seinem Buch SPIELEND BESSER SEHEN hat Dr. Kaplan die Augen als Spiegel unserer innersten Empfindungen bezeichnet. Das Wissen um die dynamische Veränderung der Augen gestattet es uns, höhere Bewußtseinsstufen zu erreichen, die Sehbedingungen zu verändern und unsere Lebensqualität zu verbessern. 20/20 zu sehen, also eine Sehleistung von 100% zu haben, ist ein Teil dieses Prozesses. Ganzheitliches Sehen und Wahrnehmen über 20/20 hinaus öffnet uns den Bereich persönlichen Wachstums, das uns und unseren Schülern/Patienten etc. neue Horizonte der Wahrnehmung erschließt.

Das Institut hat die Absicht, ein Einführungsseminar (ES) und eine Reihe von Trainingskursen (TK) anzubieten. Das Einführungsseminar ist ein der inneren Erfahrung dienendes Selbsthilfe-Programm für alle, die eine funktionelle Verbesserung ihres Sehvermögens und Selbstgefühls wünschen. Die Trainingskurse sind weiterführende Schulungsprogramme mit einem breiten Themenspektrum, darunter natürliche Sehverbesserung, traditionelle Augentherapie (Orthoptik), Therapie visueller Wahrnehmungsstörungen (Entwicklungsoptometrie), Farblicht-Therapie (optometrische Syntonik), Sehtherapie (binokulare Sehtherapie), Ernährung (Naturheilmethoden), Neurolinguistik, Methoden des persönlichen Wachstums, psychoemotionale Prinzipien, Affirmationen, Selbstheilung durch Imagination, klinische Hypnose, aerobes Training/Bewegungsübungen, Akupressur und mehr.

Die Teilnahme an den TK-Programmen der Grund-, Mittel- und Fortgeschrittenenstufe befähigt Fachleute dazu, wissenschaftliche Prinzipien des westlichen Kulturkreises mit östlich/metaphysischen Formen der Heilkunst zu verbinden. Diese Verbindung hilft Praktizierenden im Bereich Augen/Sehen, von der gegenwärtigen mechanistischen Methode zu einem Konzept zu gelangen, das den ganzen Menschen umfaßt. Darüber hinaus werden Fachleute, die im Bereich der Gesundheitsvorsorge tätig sind, in der Lage sein, die Seherziehung als zusätzliche Maßnahme zur Verbesserung des Gesamtbefindens in ihre Heil/Beratungsprogramme aufzunehmen.

Stufe I: Einführungsseminar

Beschreibung

Das Einführungsseminar ist ein komplettes 2½-Tage-Programm für alle, die eine funktionelle Verbesserung des Sehvermögens und ihrer Selbstwahrnehmung wünschen. Am ersten Tag wird ein Überblick über die Theorie und Praxis des Konzepts SPIELEND BESSER SEHEN nach dem 21-TAGE-PROGRAMM gegeben. Der Rest des Wochenendes ist einem der inneren Erfahrung dienenden Workshop gewidmet, in dem eine Reise zu mehr Selbstvertrauen und weniger Abhängigkeit von der Brille beginnt.

Behandelte Themen sind
– Analyse der eigenen Brillenglasverschreibung
– Ermittlung der individuellen Sehfitneß und des eigenen Sehstils

- Das Kennenlernen der Sehspiele
- Gestaltung eines dem Sehen dienlichen Ernährungs- und Trainingsplans
- Spezifische positiv unterstützende Leitsätze/Suggestionen zur Auge/Gehirn-Entspannung sowie zur eigenen inneren Selbstheilung

Das Seminar hilft Ihnen
- Die Theorie der ganzheitlichen Wahrnehmung und ihre Basis in der Gehirnintegration zu verstehen.
- Zu sehen, wie innere Klarheit (Einsicht) die Lebensanschauung beeinflußt.
- Ihre unbewußten Blockaden gegen klares Sehen zu erkennen.
- Sich von Ängsten um Blindheit und Ängsten aus der Vergangenheit zu befreien.
- Einblick in die heilende Kraft von Licht und Farbe zu gewinnen.
- Die eigene Person als Ausdruck unbegrenzter Wahrnehmungsmöglichkeiten zu begreifen.

Stufe II: Selbsterfahrungsseminar

Beschreibung
Das SELBSTERFAHRUNGSSEMINAR ist ein komplettes sechstägiges (42 Stunden-) Programm für alle, die eine funktionelle Verbesserung ihres Sehvermögens und ihres Selbstgefühls wünschen. Die ersten drei Tage sind einem Überblick über die Theorie und Anwendung des Konzepts SPIELEND BESSER SEHEN im Rahmen der Planung eines persönlichen 21-TAGE-PROGRAMMS zur Sehverbesserung gewidmet. Der Wochenendteil des Seminars ist ein der inneren Erfahrung dienender Workshop, in dem eine Reise zu mehr Selbstvertrauen und weniger Abhängigkeit von der Brille beginnt.

Behandelte Themen sind
- Analyse der getragenen Brille.
- Bestimmung der individuellen Sehfitneß und des eigenen Sehstils
- Erlernen der Sehspiele

– Gestaltung eines dem Sehen dienlichen Ernährungs- und Trainingsplans
– Spezifische Affirmationen zur Auge/Gehirn-Entspannung sowie der inneren Selbstheilung
– Individuelle Arbeit mit Dr. Kaplan zur Stimulierung der Gesamthirnfunktion mit Hilfe eines Trampolins und Videoanalyse.

Das Seminar hilft Ihnen
– Die Theorie der ganzheitlichen Wahrnehmung, der Gehirnintegration und des Binokularsehens zu verstehen.
– Zu sehen, wie innere Klarheit (Einsicht) die Lebensanschauung beeinflußt.
– Unbewußte Barrieren gegen klares Sehen zu erkennen.
– Sich von Ängsten vor Blindheit und Ängsten aus der Vergangenheit befreien.
– Einblick in die heilende Kraft von Licht und Farbe zu gewinnen.
– Die eigene Person als Ausdruck Ihres unbegrenzten Wahrnehmungspotentials zu begreifen.

Die Seminargestaltung begrenzt die Teilnehmerzahl auf zwölf Personen und erfordert Anwesenheit bei allen Sitzungen. Das Seminar beginnt am Dienstag um 12.00 Uhr mittags und ist am Sonntag um 17.00 beendet. Es werden täglich ungefähr sieben Stunden Unterricht erteilt.

Trainingskurse (TK) des International Vision Institutes

Beschreibung
Der GRUNDKURS der TK ist Studierenden und Praktizierenden einschlägiger Berufe zugänglich, zum Beispiel Lehrern für natürliches Sehen, Optometristen, Psychologen, medizinischen Masseuren, Chiropraktikern, Sozialarbeitern, Naturärzten/Naturheilkundigen, Krankenschwestern, Erziehern und Beratern, etc. Auch Personen, die von Praktizierenden der obigen Berufe empfohlen werden, können teilnahmeberechtigt sein.
Der GRUNDKURS der TK ist ein 2½-tägiger **Intensivkurs**, der den Teilnehmern helfen soll, die vielen Facetten der Seherziehung kennenzulernen.

Grundzüge des Trainings

Stufe II – Grundkurs für Sehlehrer/innen

- Definition von Augenfehlern/befunden
- Geschichte der Sehverbesserung
- Unterschiede zwischen Sehtherapie, Orthoptik, Sehtraining und Seherziehung
- Optometrie, Ophthalmologie, Augenoptik – Definitionen
- Anatomie und Physiologie des Auges und der Sehbahn
- Analyse eines einfachen Brillenrezepts
- Bestimmung unterkorrigierter Fitneßlinsen
- Einfache Fallstudien
- Klinische Forschungsarbeiten zur Fundierung der Seherziehung, einschließlich Augenklappenanwendung, Wahrnehmungstraining und Sehverbesserungsmethoden.
- Ernährung – Aerobic und Bewegung
- Sehtherapeutische und orthoptische Prinzipien
- Wie Umwelteinflüsse sich auf die Sehfitneß auswirken
- Gestaltung ganzheitlicher Programme zur Seherziehung
- Anwendung von Trampolinen zur Anregung der Gehirnintegration
- Menschliche Energiesysteme (Chakras) im Rahmen der Seherziehung
- Psychoemotionale Aspekte in der Seherziehung

Die Teilnehmer erhalten am Ende des Kurses ein Zertifikat, das zur Teilnahme an den weiterführenden Kursen der Mittel-, Fortgeschrittenen- und Instruktorenstufe berechtigt.

Trainingskurse (TK)

Beschreibung

Die Trainingskurse /TK) des Vision-Educator-Trainings – Sehlehrer/innen-Trainings der Grundstufe (Stufe II), Mittelstufe (III), Fortgeschrittenenstufe (IV) und Instruktorenstufe (V) sind Studierenden und Praktizierenden einschlägiger Berufe zugänglich, wie Optometristen, Psychologen, medizinischen Masseuren, Chiropraktikern, Sozialarbeitern, Naturärzten/Naturheilkundigen, Krankenschwestern, Erziehern und Beratern, etc. Auch Personen, die von Praktizierenden obiger Berufe empfohlen werden, können teilnahmeberechtigt sein.

Jede Ausbildungsstufe besteht aus einem sechstägigen **Intensivkurs** (60 Stunden), der den Teilnehmer/innen helfen soll, nach und nach alle Facetten der Seherziehung (Vision Education) zu erlernen.

Lehrplan

Stufe II – Grundkurs
- Definition von Augenfehlern/befunden
- Geschichte der Sehverbesserung
- Unterschiede zwischen Sehtherapie, Orthoptik, Sehtraining und Seherziehung
- Optometrie, Ophtalmologie, Augenoptik – Definitionen
- Rechtsstellung der Seherzieher/innen
- Anatomie und Physiologie des Auges und der Sehbahn
- Das Auge als Biofeedback-Mechanismus
- Analyse eines einfachen Brillenrezepts
- Bestimmung einer Fitneßbrille
- Einfache Fallstudien

Stufe III – Mittlerer Kurs
- Klinische Forschung zur Unterstützung der Seherziehung, einschließlich Augenklappen, Wahrnehmungstraining und Sehverbesserung
- Analyse komplexerer Brillenrezepte
- Ernährung – Aerobic und Bewegung
- Sehtherapeutische und orthoptische Prinzipien
- Wie die Umwelt die Sehfitneß beeinflußt
- Gestaltung ganzheitlicher Seherziehungsprogramme
- Beispielfälle auf Videoband
- Anwendung eines Trampolins zur Anregung des ganzen Gehirns
- Menschliche Energiesysteme (Chakras) im Rahmen der Seherziehung
- Psychoemotionale Anwendungen in der Seherziehung

Stufe IV – Fortgeschrittenenkurs
- Seherziehung im Rahmen verhaltensbedingter Sehstörungen
- Sehprogramme für Kinder
- Optometrische und andere Geräte der Sehtherapie
- Hypnose und bildliche Vorstellungen – ihr Platz in der Seherziehung

- Neurolinguistische Programmierung und Musik während der Unterweisung
- Farbe und Licht als Heilmittel
- Erstellung von Beurteilungen und Berichten
- Praktische Unterweisung
Stufe V – Instruktor/Kursleiter
- Erstellung von Trampolin-Übungsprogrammen
- Handhabung von Programmen gegen Überanstrengung der Augen durch Computerarbeit
- Seherziehung im schulischen Bereich
- Durchführung von Gruppenpräsentationen
- Unterstützung der Gruppe (Co-Facilitator)
- Programmangebot zur Seherziehung in Gruppen

Teilnahmebestätigung
Das Institut erteilt für jeden Trainings-Kurs ein Zertifikat, aus dem hervorgeht, ob der jeweilige Kurs erfolgreich abgeschlossen wurde und daß er der Weiterbildung diente. Die Bestätigung impliziert keine amtliche Bescheinigung, Beglaubigung oder Erfüllung anderer Ausbildungsanforderungen.

Kurssprache
Dr. R. Kaplan spricht Englisch. Die Kurse und Trainingsprogramme werden ins Deutsche übersetzt.

Bewerbung

Alle potentiellen Teilnehmer/innen für das Vision-Educator-Training – Sehlehrer/innen-Ausbildung werden gebeten, ein maschinengeschriebenes, in erzählender Form abgefaßtes Schreiben vorzulegen, in dem sie ihre Absicht bekunden, die Seherziehung praktisch anzuwenden. Die folgenden Informationen sollen Ihnen helfen, die Bewerbung zu schreiben. Sie können gern auch andere relevante Informationen beifügen, wie Kurzlebenslauf, theoretische Kenntnisse oder praktische Berufserfahrung, Empfehlungsschreiben etc.:
- Name, Adresse, Tel.-Nr. (Büro/privat);
- bisherige Erfahrung im Rahmen der Seherziehung;

- wie Sie von diesem Programm erfahren haben;
- warum Sie die Seherziehung in Ihrer Praxis anwenden möchten;
- was Sie mit diesem Training zu tun gedenken;
- wo Sie eventuell arbeiten würden;
- persönliche Vorgeschichte des eigenen Sehvermögens, Brillen- oder Kontaktlinsenrezept (Kopie des Rezepts beilegen);
- wann Sie Ihre ersten Gläser bekommen haben, operiert wurden, sich einer Sehtherapie oder anderen Behandlungsprogrammen unterzogen haben;
- allgemeines Befinden und Gesundheitszustand;
- frühere gesundheitliche Probleme, Operationen;
- wie gut Sie ohne Gläser sehen (Sehschärfe angeben);
- ob in Ihrem Führerschein vermerkt ist, daß Sie Korrektionsgläser tragen müssen;
- bevorzugen Sie das rechte oder das linke Auge?;
- gehen Sie zu einem Augenarzt oder zu einem Optometristen?;
- gegenwärtig ausgeübter Beruf;
- Geburtsdatum;
- Familiengeschichte;
- beschreiben Sie, was Sie in den letzten beiden Tagen gegessen haben;
- Familienstand;
- Kinder;
- Erfahrungen mit Methoden zum Persönlichkeitswachstum;
- Ausbildungsseminare;
- Beratung, Yoga oder Entspannungstherapien;
- spirituelle Praktiken;
- unterziehen Sie sich zur Zeit einer Therapie oder Beratung?;
- Sportarten und Freizeitbeschäftigungen;
- Anwendung von Freizeitdrogen;
- verschriebene Arzneimittel;
- geplante Veränderungen in bezug auf Lebensführung, Beruf oder Familienstand;
- geben Sie drei Referenzen an.

(Ihr Bewerbungsschreiben wird vertraulich behandelt)

Zulassungsbedingungen

Für das Einführungsseminar ist keine formelle Bewerbung erforderlich, wohl aber für die Trainingskurse (TK). Wenn nicht anders vereinbart, müssen alle Personen, die an den Trainings-Kursen teilnehmen möchten, das Einführungsseminar absolvieren. Für Personen mit entsprechenden Vorkenntnissen besteht die Möglichkeit, verschiedene Ausbildungsstufen zu kombinieren. Dies wird von Fall zu Fall in einem Interview entschieden.

Individuelle Studienprogramme mit Dr. Kaplan werden in begrenzter Zahl angeboten. Das sind im allgemeinen Schnellkurse für hochmotivierte Personen, die keine sechstägigen Kurse belegen können oder die fünf Ausbildungsstufen kombinieren möchten.

Wegen der ständigen Weiterentwicklung des Prozesses behält das Institut sich das Recht vor, Lehrplan, Kursdauer, Gebühren und andere Faktoren zu verändern, sofern sie mit einer Verbesserung der Ausbildung verbunden sind.

Anfragen

Anfragen betreffs der Einführungsseminare, Trainingskurse und der Sehlehrer/innen-Ausbildung richten Sie bitte an die jeweilige Kontaktadresse: siehe hierzu Kontaktadressen des International Vision Institutes (unter der Rubrik: Informationsquellen – in diesem Buch).

Was sagen Studierende des Instituts?

»Worte können nicht zum Ausdruck bringen, welche Transformation seit unserer ersten Sitzung in mir vorgeht. Ich fühle mich beschwingt wie nie zuvor in all den Jahren anderer Therapien.«
Dr. Lisa Cogen, Optometristin

»Ein promovierter Optometrist hat mir geholfen, verlorene Sehkraft wiederzugewinnen, die ich seit sechzig Jahren nicht mehr angewandt hatte! Ich bin von diesem Buch (SPIELEND BESSER

SEHEN) begeistert. Ich weiß, daß die Prinzipien funktionieren. Geschwächten Augen kann Gutes widerfahren.«
Dr. Lyndon H. Smith, Kinderarzt

»Ich denke jetzt kaum noch an meine Legasthenie – ich konzentriere mich auf die Verhaltensweisen, die ich ändern kann. Dank des Instituts habe ich mein Leben selbst in die Hand genommen.«
David Leber, Student

»Die Sehschärfe meines rechten Auges hat sich von 20/200 auf 20/40 verbessert, mein linkes Auge von 20/80 auf 20/40. Es ist für mich schon sehr wichtig, nicht mehr so sehr auf meine Kontaktlinsen angewiesen zu sein.«
John Thomas Lehman, Pilot

»Sie haben wesentlich dazu beigetragen, mein Wissen und Verständnis über den Berufsstand der Sehtherapeuten zu erweitern.«
John Downing, O. D. Ph. D.,
College für Syntone Optometrie

»Sehr praktische Ideen – zu lernen, mit Streß und computerbedingter Überanstrengung der Augen fertig zu werden –, die leicht zu befolgen sind.«
Organisation zur Erhaltung der Gesundheit

»Dr. Kaplans Humor war köstlich. Wir haben gelernt, unsere Arbeit und unseren Arbeitsplatz besser zu organisieren, um Streß abzubauen und die Augen weniger anzustrengen. Eine herrlich unterhaltsame Präsentation, die einem die Augen öffnet.«
Nancy Barnes – Miller Nash, Weiner et al.
Rechtsanwälte und Rechtsberater

»Dr. Kaplan hat allen, die mit ihm arbeiten, eine Menge zu sagen. Wir sind dankbar, daß er sich so mit unserer Familie befaßt und uns hilft, eine Richtung festzulegen und sie beizubehalten.«
Vicki Dagle M. S. W., Psychotherapeutin

Register

Hinweis: Sehspiele erscheinen in **Fettdruck**

Danksagung

Allen, die mich sehen ließen (in chronologischer Reihenfolge):
Meinen Eltern Mark und Hilly Kaplan, Bruder Desmond, Schwester Barbara, Cecil Clement, D. K. Turnbull, Philip Kruger, Jurie Groenewald, Andre Roos, Mervyn Strauss, Ian Lane, David Varney, A. M. Skeffington, Estelle Herman, Cecil Beinart, Gery Getman, Stanley Meyers, Jack Liberman, J. C. Tumblin, Kenneth Cooper, Don Pitts, Steve Cool, Ron Harwerth, Ray Gottlieb, Bernard Jensen, meiner Tochter Julia Kaplan, Tole Greenstein, Bob Sanet, Israel Greenwald, Elliot Forest, Marty Birnbaum, Baxter Swarthout, Robert Pante, Werner Erhard, Jack Roggenkamp, Michelle Gold, Dana Sweet, Ian Garbutt, Robert Ficker, Robert Laskowski, Ron Smotherman, Herman und Cornelia Aihara, Herb Dryer, Robert Pepper, John Downing, Gary Koyen, James Newton, Bev Foster, Michael Grinder, Nancy Hathaway, SEVA, Jean Wright, Louise Hay, Janet Goodrich, Gary Clyman, Lisa Cogen, all meinen Schülern und Studenten, Kollegen, Patienten, Freunden, funktionell orientierten Optometrikern am College of Optometrists in Vision Development, dem wegbereitenden Ophthalmologen William Bates, dem Oregon State Board of Optometry sowie Dekan Chester Pheiffer, Dekan Willard Bleything und der Pacific University, danke ich, daß sie mich ermutigt, unterstützt und bestärkt haben, die Idee dieses Sehtrainings zu realisieren und auf eine wissenschaftliche Grundlage zu stellen.
Ein besonderes Dankeschön auch meinem Verleger Richard Cohn, dem Designer Wes Wait und der Redakteurin Sara Steinberg.